老年服务沟通实务

主　编　周艳芝　赵惠岩　赵海林
副主编　曲丽秋　魏红敏　杨　波
参　编　王　丹　曲　婷

北京理工大学出版社
BEIJING INSTITUTE OF TECHNOLOGY PRESS

内 容 提 要

本书的编写立足我国国情，围绕社会主义核心价值观，秉承立德树人的教育理念，遵循人才成长规律，可全面提升学生的综合素质，促进学生知识、技能、素质的相互融合。全书共8章，主要包括沟通概论，了解老年人及其身心特征，老年服务沟通的认识、过程及技巧，老年服务沟通中的语言沟通和非语言沟通，电话沟通与倾听，与社区居家养老老年人的沟通技巧，与养老机构老年人的沟通技巧，临终关怀中的服务沟通技巧。本书采用情境导入、案例分析、实训演练等全新体例，内容与老年服务工作领域紧密相关，可激发学生的学习动力，将隐性职业素质，如职业意识、职业道德、职业作风和职业态度等方面融入教学内容，增加对责任、关爱、合作等意识的渗透式培养，为培养现代老年服务人才增加新的内涵。

本书可用于智慧养老服务与管理、健康管理、老年护理专业的人才培养，也可用于养老服务的在职人员继续教育及养老机构工作人员的能力提升。

图书在版编目（CIP）数据

老年服务沟通实务 / 周艳芝，赵惠岩，赵海林主编
.—北京：北京理工大学出版社，2023.1
ISBN 978-7-5763-1530-1

Ⅰ.①老…　Ⅱ.①周…②赵…③赵…　Ⅲ.①老年人
—家庭—护理—人际关系学—教材　Ⅳ.①R473.2

中国版本图书馆CIP数据核字（2022）第130204号

出版发行 / 北京理工大学出版社有限责任公司
社　　址 / 北京市海淀区中关村南大街5号
邮　　编 / 100081
电　　话 /（010）68914775（总编室）
　　　　　（010）82562903（教材售后服务热线）
　　　　　（010）68944723（其他图书服务热线）
网　　址 / http://www.bitpress.com.cn
经　　销 / 全国各地新华书店
印　　刷 / 河北鑫彩博图印刷有限公司
开　　本 / 787毫米×1092毫米　1/16
印　　张 / 12
字　　数 / 246千字
版　　次 / 2023年1月第1版　2023年1月第1次印刷
定　　价 / 59.00元

责任编辑 / 时京京
文案编辑 / 时京京
责任校对 / 周亚男
责任印制 / 王美丽

　　"银发浪潮"的到来，催生了养老这一朝阳产业，人口老龄化快速发展对养老服务人才提出了更高的要求。做老年服务业不是一件简单的事情，要投入时间、情感、精力，还要懂得老年人的心理，以及掌握相关技术。特别是沟通技术，对解决老年服务中遇到的问题和矛盾非常重要。对老年人来说，随着社会角色的转换，闲暇时间的增多，容易出现孤独、寂寞和空虚的心理。因此，一方面对沟通的需要会相对增加，同时，工作及家庭角色的转变，也会降低自我价值感，导致主动沟通的意愿也有所减弱。另一方面，因衰老及疾病等因素又会导致表现力、感知力、理解力等沟通能力有所降低，影响沟通效果，进而会影响老年人的身心健康。

　　本教材通过重点剖析老年服务与沟通的过程、类型、沟通障碍与技巧等内容，结合老年人的身心特征，揭示和挖掘老年服务中有效沟通的方法和技巧，将知识、技能与素质三者有机融合在一起，做到显隐结合，立德树人。

　　此教材可以运用于智慧养老服务与管理、健康管理、老年护理专业的人才培养，也可以用于养老服务的在职人员继续教育及养老机构工作人员的能力提升。

　　本教材为校企合作开发教材，由鞍山师范学院与沈阳万佳怡康养老服务中心校企合作共同开发设计，鞍山师范学院周艳芝、赵惠岩与沈阳万佳怡康养老服务集团赵海林担任主编，曲丽秋、魏红敏、杨波担任副主编，王丹、曲婷参与编写。具体分工如下：周艳芝负责大纲设计、统稿定稿并编写第1章、第2章，赵惠岩负责编写第3章，曲丽秋负责编写第4章、第5章，魏红敏负责编写第6章、第7章，王丹负责编写第8章，教材中涉及养老机构的实务案例由赵海林、曲婷、杨波负责提供，课岗证赛融通模块由校企双方共同设计实施。

　　感谢鞍山师范学院高等职业技术学院的领导和同事们的关心与支持，感谢万家怡康养老服务集团对教材实践部分的帮助与支持，感谢北京理工大学出版社编辑同志对本书的出版发行所付出的努力和帮助。

由于时间仓促，水平有限，书中疏漏之处在所难免，恳请各位专家、读者批评指正。

编　者

第1章　沟通概论

学习目标

【知识目标】

1. 理解沟通的内涵；

2. 掌握沟通过程的基本元素；

3. 熟悉服务沟通中的障碍。

【技能目标】

1. 能为服务沟通全过程做好准备；

2. 能让服务沟通的各个元素发挥作用；

3. 能化解服务沟通中的障碍；

4. 能运用一定的沟通技巧解决问题。

【素质目标】

1. 认识提升沟通能力的重要性和长期性；

2. 具备服务沟通的常识；

3. 形成主动沟通、主动化解沟通障碍的意识。

【情境导入】

　　小张是一名智慧健康养老服务与管理专业的学生。在顶岗实习的过程中，她作为护理员给一位患有高血压的老人服务。医生让老人在饮食过程中控制盐分的摄入量，但是这位老人特别喜欢吃味道重的食物，经常说："想吃的东西不让吃，还不如让我死了呢。"对于医生的嘱托，老人也从不在意。一天吃饭的时候，老人对于小张为其带来的减盐食物特别不满意，一边发着牢骚一边往饭菜里加酱油。小张担心老人的身体，说："您应该注意控制盐分的摄入量，这么吃下去身体会坏的，到时候受罪的是您自己。"老人听了非常生气，一个人回了房间。小张也感到非常委屈，明明是为了老人负责，为什么他却不听劝告呢？

　　任务：请根据上述情境分析小张面临的情况，作为老年人的护理员，她该如何劝告老年人？作为一个未来的养老护理员，你该做哪些准备呢？

【名人名言】

一个人必须知道该说什么，一个人必须知道什么时候说，一个人必须知道对谁说，一个人必须知道怎么说。

——现代管理之父德鲁克

说起沟通，想必大家都不陌生，每天一醒来，我们就开启了"沟通"的一天，这是一种自然而然的、必需的、无所不在的活动。与家人沟通，与邻居沟通，与朋友沟通，与同事沟通，甚至是与陌生人沟通，除了睡眠时间，人们将近有 70% 的时间都在沟通。沟通无处不在，它是人们与外界联系的桥梁，也是人们生活的地基。从个人成长经历、朋友相处、恋爱、职场、婚姻家庭、子女教育人生各阶段，沟通的作用都是不言而喻的。本章将讲述关于沟通的基本知识，了解什么是沟通，为什么需要沟通，如何进行沟通。

1.1 认识沟通

1.1.1 沟通的概念

对于什么是沟通，众说纷纭。据统计，其定义多达 100 余种。其中，比较有代表性的如下：

(1) 沟通是指人们用任何方法彼此交换信息，即使一个人与另一个人之间用视觉符号、电话、电报、收音机、电视或其他工具为媒介所从事交换信息的方法。——《大英百科全书》

(2) 沟通是文字、文具或消息之间交流，思想或意见之间交换。——《韦氏大词典》

(3) 沟通是人们分享信息、思想和情感的任何过程。这种过程不仅包含口头语言和书面语言，还包含形体语言、个人的习气和方式、物质环境——赋予信息含义的任何东西。

(4) 沟通是借助一定手段把可理解的信息、思想和情感在两个或两个以上的个人或群体中传递或交换的过程。

(5) 沟通是个人或小组之间有意或无意的信息交换过程。它描述的是通过活动（如会议和演示等）或人为要素（如电子邮件、社交媒体、项目报告和项目文档等）使信息得以发送或接收的方式。项目沟通管理同时处理沟通过程、沟通活动和人为要素的管理。

(6) 沟通是指在工作和生活中，人与人之间通过语言、文字、形态、眼神、手势等手段来进行的信息交流。

虽然沟通的定义林林总总，但究其实质，其更多的是体现出一种过程与目标的统一。因此，沟通的定义为人与人之间、人与群体之间通过一定的渠道和方式进行的信息、思想与情感双向互动的过程。

由界定来看，沟通过程应包括五个要素，即沟通主体、沟通客体、沟通介体、沟通环境、沟通渠道。

1. 沟通主体

沟通主体是指有目的地对沟通客体施加影响的个人和团体，如党、团、行政组织、家庭、社会文化团体及社会成员等。沟通主体可以选择和决定沟通客体、沟通介体、沟通环境和沟通渠道，在沟通过程中处于主导地位。

2. 沟通客体

沟通客体即沟通对象，包括个体沟通对象和团体沟通对象。团体的沟通对象还有正式群体和非正式群体的区分。沟通对象是沟通过程的出发点和落脚点，因而，在沟通过程中具有积极的能动作用。

3. 沟通介体

沟通介体即沟通主体用以影响、作用于沟通客体的中介。其包括沟通内容和沟通方法。它使沟通主体与客体之间建立联系，以保证沟通过程的正常开展。

4. 沟通环境

沟通环境既包括与个体间接联系的社会整体环境（政治制度、经济制度、政治观点、道德风尚、群体结构），又包括与个体直接联系的区域环境（学习、工作、单位或家庭等），对个体直接施加影响的社会情境及小型的人际群落。

5. 沟通渠道

沟通渠道即沟通介体从沟通主体传达给沟通客体的途径。沟通渠道不仅能使正确的思想观念尽可能全、准、快地传达给沟通客体，还能广泛、及时、准确地收集客体的思想动态和反馈的信息。因而，沟通渠道是实施沟通过程，提高沟通功效的重要一环。沟通渠道有很多，如谈心、座谈等。

【案例1.1】　《吕氏春秋》里有一段记载，孔子带着一批学生周游列国，但因兵荒马乱，食不果腹，大家已七日没吃一粒米饭。一天，颜回好不容易要到了白米煮饭，饭快煮熟时，颜回掀开锅盖抓起白米饭往嘴里塞，正巧被孔子看到，孔子假装没看见，但心里不舒服。饭煮熟后，颜回请孔子进食，孔子若有所思地说："我刚刚梦见祖先了，想先把干净还没人吃过的饭祭祖先。"颜回慌张地说："不可以祭祖先，这饭我已经吃了一口。"孔子说："为什么？"颜回嗫嚅地说："在煮饭时，不小心掉了些染灰在锅里，丢掉太可惜了，所以我抓起来吃了，我不是故意的。"孔子恍然大悟，为自己的想法感到愧疚不已，明明自己平时最信任他，却仍然还是怀疑他。

1.1.2 沟通的原则

沟通的原则是反映人们对沟通活动本质特点和内在规律性的认识，是实现有效沟通的指导性意见和行为准则。在特定的现实语境中，受特定话题的制约，且出于某种社交的需要，沟通活动都需要遵循特定的原则。

【案例 1.2】 一位教授精心准备一个重要会议上的演讲，会议的规格之高、规模之大都是他平生第一次遇到的。全家都为教授的这一次露脸而激动，为此，教授的妻子专门为他选购了一身西装。晚饭时，妻子询问教授西装是否合身，教授说上身很好，裤腿虽然长了两厘米，但是能穿，影响不大。

晚上教授早早就睡了，他的母亲却睡不着，琢磨着儿子这么隆重的演讲，西裤长了怎么可以，反正人老了也没瞌睡，于是就翻身下床，把西装的裤腿剪掉两厘米，缝好烫平，然后安心地入睡。早上五点半，教授的妻子睡醒了，因为家里有大事，所以起来比往常早些，想起丈夫西裤长了两厘米的事情，心想时间还来得及，便拿来西裤又剪掉两厘米，缝好烫平，惬意地去做早餐了。过了一会儿，教授的女儿也早早起床了，看早餐还没有做好，就想起爸爸西裤长了两厘米的事情，寻思自己也能为爸爸做点事情了，便拿来西裤，再剪短两厘米后缝好。请问，这个裤子还能不能穿？

分析： 故事中的主人公们因为沟通不到位，付出了三倍的劳动得到的结果却是浪费了一条裤子。究其原因，首先教授没有明确目标和分工——裤子要不要剪短，由谁来剪短，其次母亲、妻子、女儿在行动之前没有征询家庭（项目组）其他成员的意见。

美国著名的公共关系专家格伦·布鲁姆、艾伦·森特在他们合著的被誉为"公关圣经"的著作《有效的公共关系》中提出了有效沟通的"7C 原则"，即可信赖性、一致性、内容的可接受性、表达的明确性、渠道的多样性、持续性与连贯性及受众能力的差异性。

王琢在《论秘书与领导的沟通原则》中提出：有效沟通原则可从沟通内容的角度划分为4C 原则，即完整（Completeness）原则、简明（Conciseness）原则、清楚（Clarity）原则、正确（Correctness）原则；从沟通方式的角度划分主要有尊重原则、适度原则、了解原则、双向沟通原则、因人而异原则。

金正昆教授曾提出：沟通是做人之道，要讲求与人合作。有效沟通的基本原则就是大事坚持原则，小事学会变通。进而提出有效沟通的六个原则，即目标原则、方法原则、期待原则、主题原则、障碍原则、难题原则。

在与老年人沟通服务的过程中，应坚持如下原则。

1. 准确性原则

在沟通过程中，准确性原则是指沟通主体准确地对信息中的情感思想进行编码，通过恰当的传播途径被沟通客体接收；沟通客体以准确的方式进行解码，解读出蕴含的信息并加以执行反馈。编码与解码方式尤其重要，这涉及沟通意图实现对与错的问题。

2. 完整性原则

坚持沟通的准确性原则未必能保证沟通正常进行，沟通过程中要素不够齐全，沟通渠道不够畅通，沟通方式不够明确，编码解码能力受限等因素都会影响沟通信息的完整传递。

【案例1.3】 做法1：员工问："主管，我给您发了一份邮件，您收到了吗？"主管回问："你说的是哪一份呢？"

做法2：员工问："主管，我今天上午十点左右，给您发了《关于后天上午约见供应商的谈判草案》，请您查收邮箱，我等您指示。"主管回答："好的，邮件我已经收到，马上给你回复，谢谢小王。"

分析： 请分析以上两种做法的异同。

两种做法的优劣显而易见，做法1信息模糊，缺乏具体指向性，既不准确也不完整；而做法2准确地传递了信息，达成了有效的沟通。

3. 时效性原则

在沟通过程中，无论是向下沟通信息，还是向上沟通信息或横向沟通信息，沟通时应注意时效性原则，这样才能迅速实现信息的交流与传递，以保证沟通行为中需要对行动加以执行的意图得以实现。为此，沟通双方在围绕话题进行交际时有必要做到思维同步、话题联系、表达灵活。

4. 策略性原则

受沟通意图的影响，沟通主体必须对沟通信息与沟通方式进行选择。这是一种编码输出思路的整理活动，既包括语词准备、语法选择、修辞运用等，又包括信息输出与反馈制选择。沟通过程中的策略性原则能有效避免沟通信息中的交流不对称，避免判断、决策辅行中的失误。

【案例1.4】 老人腿脚不灵活行动不便，屋内环境脏乱，房间摆设经常杂乱无章。在这样的环境下居住会让老人有摔倒的危险。

每当护理员询问其是否可以打扫房间时，老人总说："别随便动我的东西。"护理员说："地上放那么多没用的东西多危险啊，扔了吧？"老人生气地说："那些不是没用的东西。"

分析： 护理员认为老人所居住的环境会对其产生一定的危险，护理员的这种判断没有错误，但是为什么老人会生气呢？因为护理员擅自将老人的物品归纳在"没用的东西"范围内，极大地伤害了老人的自尊。

护理员在护理工作中要注意尽可能地同老人"同步调"，如果和老人说："我们一起打扫一下吧？"可能会让老人更容易接受。护理员应该向老人询问整理物品的方式方法。

正确说法："我们一起打扫吧？"或"我对打扫也不是很擅长，您能指点我一下吗？"

1.1.3　沟通的类型

研究者对沟通有下列几种不同的分类。

1. 按照语言作为沟通工具的标准划分

按照语言作为沟通工具的标准划分，沟通可分为语言沟通和非语言沟通。其中，语言沟通又可分为口头语言沟通和书面语言沟通。

（1）口头语言沟通。口头语言沟通是以词语符号进行的沟通，包括面对面讨论、谈话、开会和演讲等。

（2）书面语言沟通。书面语言沟通是以文字为媒介的信息传递，即运用书面形式进行的信息传递和交流，包括备忘录、信件、报告和其他书面文件等。

（3）非语言沟通。非语言沟通是指非口头、非书面形式的沟通，即用语言以外的非语言符号进行的信息沟通，包括衣着、动作、表情、手势等体态语言、警笛、红绿灯、语调、手语等。

【名人名言】

人的眼睛和舌头所说的话一样多，不需要字典，却能够从眼睛的语言中了解整个世界。

——爱默生

2. 按照沟通规范程度的标准划分

（1）正式沟通。正式沟通一般是指在组织系统内，依据组织明文规定的原则进行的信息传递与交流。例如，组织与组织之间的公函来往、组织内部的文件传达、召开会议、上下级之间的定期情报交换等。

（2）非正式沟通。非正式沟通是指通过正式沟通渠道以外的信息交流和传达方式。其一般以交往为基础，通过各种各样的社会交往而产生。

与正式沟通相比，非正式沟通的优点主要表现为沟通形式灵活，直接明了，速度快，省略许多烦琐的程序，容易及时了解到正式沟通难以提供的信息，真实地反映员工的思想、态度和动机。非正式沟通能够发挥作用的基础，在团体中建立良好的人际关系，能够对管理决策起重要作用；其缺点主要表现为非正式沟通难以控制，传递的信息不确切，容易失真、被曲解，并且，它可能促使小集团、小圈子的建立，影响员工关系的稳定和团体的凝聚力。

3. 按照信息传播方向的标准划分

（1）上行沟通。上行沟通是自下而上的沟通，是指在组织系统中，信息从较低层次流向较高层次的沟通。

（2）平行沟通。平行沟通是水平横向的沟通，是指在组织系统中，信息在相同层次间的沟通。

（3）下行沟通。下行沟通是自上而下的沟通，是指在组织系统中，信息从较高层次流向较低层次的沟通。

4. 按照沟通意识的标准划分

（1）有意沟通。有意沟通是在与别人发生沟通行为时，了解并期待信息传递、情感沟通等行为会产生一定后果的沟通。

（2）无意沟通。无意沟通是在与别人发生沟通行为时，没有认识到信息传递、情感沟通等行为会产生一定后果的沟通。

5. 按照沟通者数目多少的标准划分

（1）自我沟通。自我沟通又称内向沟通，是指沟通行为的主客体为同一人，自行发出信息，自行传递，自我接收和理解的过程。

（2）人际沟通。人际沟通是个人之间在共同活动中彼此交流思想、情感和知识等信息的过程。它是沟通的一种主要形式，主要通过言语、表情、手势及体态等来实现。

（3）团队沟通。团队沟通是指一个合作型群体内部成员之间发生的所有形式的沟通。

6. 按照沟通意愿真假的标准划分

（1）真实沟通。真实沟通是指沟通主体实施沟通行为时，传递的是真实的信息与情感，是其真实沟通意图的实现过程。

（2）虚假沟通。虚假沟通是指沟通主体实施沟通行为时，传递的是虚假的信息与情感，是其虚假沟通意图的实现过程。

7. 按照沟通介质差异的标准划分

按照沟通介质差异的标准划分，沟通可分为网络沟通、电话沟通、短信沟通、QQ 沟通、微信沟通等。

1.1.4 沟通的作用

【案例 1.5】 战国时，墨子作为墨家学派的创始人，广收门徒，传道授业。在他的众多学生中，耕柱的头脑最聪明，也是墨子的得意门生。但是，墨子经常责备的也是耕柱。有一次，墨子因为一件小事又责骂了耕柱。耕柱觉得很委屈，自己明明是大家公认最优秀的人，可是挨骂最多、受指责最多的也是他。耕柱想了想，实在是想不明白老师为何如此，因此走到墨子的书房问道："老师，难道我的学问真的那么糟糕，所以才经常被您责骂吗？"

墨子听后，沉思了一会儿，说："假设你要去太行山，那么你会选择一匹良马来拉车，还是一头老牛来拉车？"耕柱答道："当然是用良马拉车，这个最笨的人都知道。"墨子接着问:"那么,你为什么要选择良马而不选择老牛呢?"耕柱说:"因为良马可以担负重任,而老牛行动迟缓,会耽误了行程。"墨子满意地说:"你说的道理,正是我经常责骂你的道理。之所以经常责你,是因为我知道你是能担负重任的良马,值得一再地匡正。"听过老师的这番言辞,耕柱顿时豁然开朗,心里的疙瘩也彻底解开了。

分析: 交流沟通是人类行为的基础,有效的沟通是润滑剂、黏合剂、催化剂。

马克思指出:"人是一切社会关系的总和。"个人的生存和发展离不开社会,而人与人、人与社会之间联系的纽带就是沟通。"人是社会的动物,社会是人与人相互作用的产物。""一个人的发展取决于和他直接或间接进行交往的其他一切人的发展。"因此,沟通能力是一个人生存与发展的必备能力,也是决定一个人成功的必要条件。

沟通是人们与生俱来的能力,从呱呱坠地那一刻开始,哭声就标志着他们与社会沟通的开始。

(1)沟通是一种生理需求,也是个人身心健康的保证。与家人沟通,能使你享受天伦之乐;与恋人沟通,能使你品尝到爱情的甘甜;在孤独时,沟通会使你得到安慰;在忧愁时,沟通会使你得到快乐。英国著名文学家、哲学家培根有句名言:"如果把快乐告诉朋友,你将获得两份快乐;如果你把忧愁向朋友倾吐,你将被分担一半忧愁。"很多人觉得沟通是社会性的东西,它没有那么重要。但实际上,沟通对人类来说就像吃饭、睡觉一样,是必不可少的生理需求。沟通对人类身体健康有很大影响。医学研究人员发现,热爱沟通、拥有活跃人际关系的人比性格孤僻、不爱社交的人更长寿并且更健康。缺乏人际沟通会危害人体冠状动脉的健康,但只要每天沟通 10 分钟,就能改善我们的记忆力,增强大脑的智力功能。所以,就像托尔斯泰说的一样:"与人交谈一次,往往比多年闭门劳作更能启发心智。"

(2)沟通是一种社交需求。人类是社会性的动物,需要娱乐、传递情感、交朋友、谈恋爱、洽谈业务……沟通能帮助人们与他人建立重要的联结,达成上述的社交需求。社会活动需要沟通能力,人们在生活中每时每刻都离不开实践活动,避免不了与他人沟通。当人们想要别人为自己做些什么时,就需要沟通,如去餐馆点菜,需要与服务员沟通;去理发店染发,需要和理发师沟通。这里,沟通就是帮助人们达成目的的工具。

(3)职业工作需要沟通能力。各行各业,无论是会计师、社会工作者、工程师,还是医生、护士、教师、推销员,沟通技能都是非常重要的。整体护理活动的实践表明,护士需要 70% 的时间用于与他人沟通,剩下 30% 左右的时间用于分析问题和处理相关事务。很显然,如同其他职业一样,护理不仅需要专业知识和技能,而且越来越需要具有与他人沟通的能力。

(4)沟通可以帮助人们更好地认识自己。实际上,人们认为自己是一个善良的、邪恶的、聪明的还是懒惰的人,在很大程度上源于其与他人的沟通。也就是说,人们是在别人诠释自己的过程中才逐渐明白自己是谁,沟通是一个帮助人们认识自己的渠道。

人与人之间的交流,无论是在工作、学习,还是在家庭生活中,都是极其重要的一件事情。

1.2　沟通过程

【名人名言】

谈话，和作文一样，有主题、有腹稿、有层次、有头尾，不可语无伦次。

——梁实秋

沟通是富有人性化的一种技能。沟通无处不在，无时不有。有人说，沟通有什么难，不就是你一句我一句的聊天吗；有人说，沟通有什么难，表达清楚意思不就可以了吗；有人说，沟通有什么难，语言不通手舞足蹈都能交流。其实不然，沟通过程是一个多要素互动的复杂过程，是蕴含了多层信息交流的矛盾运动。

【案例 1.6】　李开复在 2000 年被调回微软总部出任全球副总裁，管理一个拥有 600 多名员工的部门。当时，作为一个从未在总部从事领导工作的人，李开复认为，自己需要和员工多沟通，倾听员工的心声。为了达到这样的目标，李开复选择了一种独特的沟通方法——"午餐会"沟通法。李开复每周选出 10 名员工，与他们共进午餐。在进餐时，李开复会详细了解每名员工的姓名、履历、工作情况，以及他们对部门工作的建议。为了让每位员工都能畅所欲言，李开复尽量避免与一个小组或一间办公室里的两名员工同时进餐。另外，李开复会要求每名员工说出他在工作中遇到的一件最让他兴奋的事情和一件最让他苦恼的事情。

李开复说，进餐时，他一般会先跟对方谈一谈自己最兴奋和最苦恼的事情，鼓励对方发言。然后，李开复还会引导大家探讨近来普遍感到苦恼，或者普遍比较关心的事情，然后一起寻找最好的解决方案。午餐会后，李开复一般会立即发一封电子邮件给大家，总结一下"我听到了什么""哪些是我现在就可以解决的问题""何时可以看到成效"等。

使用这样的方法，李开复很快就认识和了解了部门中的每位员工。最重要的是，李开复可以在充分听取员工意见的基础上合理安排工作。

分析：沟通是维系组织存在、保持和加强组织纽带，创造和维护组织文化，提高组织效率、效益，支持促进组织不断进步发展的主要途径。

1.2.1　沟通过程界定

沟通过程是指沟通主体对沟通客体进行有目的、有计划、有组织的思想、观念、信息交流，使沟通成为双向互动的过程。信息的沟通是一个信息的传送者通过特定渠道将信息传递给接受者的过程。当人们之间需要进行沟通时，沟通的过程就开始了。信息的发送者获得了一些观点、想法或资料，并有进行发送和传递的需求，发送者把所要发送的信息译成接收者能够理解的一系列符号，如图片、文字或语言，通过一定的渠道和方式发送传达出去，信息的接收者通过相应的方式接收到信息后，进行解读并转化为主观的理解，之后会向发送者与所传递者做出反应和反馈，发送者则通过反馈来了解其想要传递的信息是否被对方准确地接收。而这些过程会受到沟通所处的背景，如心理背景、文化背景、社会背景等的影响，同时，沟通的进行过程中会受到噪声的干扰。

（1）信息的发送者。信息的发送者也叫作信源，即需要沟通的主动者要将自己的某种思想或想法（希望他人了解的）转换为信息发送者自己与接收者双方都能理解的共同"语言"或"信号"，这一过程就叫作编码。没有这样的编码，人际沟通是无法进行的，就像中国人不会讲英语就无法与只会讲英语的人进行沟通一样。一个组织中，如果组织的成员没有共同语言，也就使组织成员之间的有效沟通失去了良好的基础，虽然也可以通过翻译进行，但翻译会导致原来的信息失真。

（2）信息的接收者。信息的接收者也叫作信宿，先接收到传递而来的"共同语言"或"信号"，然后按照相应的办法将此还原为自己的语言即"译码"。当信息接收者需要将他的有关信息传递给原先的信息发送者时，此时他自己变成了信息的发送者。在接收和译码的过程中，由于接收者的教育程度、技术水平及当时的心理活动，均会导致在接收信息时发生偏差或疏漏，也会导致在译码过程中出现差错，这样就会使信息接收者产生一定的误解，不利于有效的沟通。实际上，即便上述情况不发生，也会因为信息接收者的价值观与理解力导致理解信息发送者真正想法的误差。

（3）编码和解码。

1）编码是将想法和感觉转变成为符号的过程，符号将抽象的想法与感觉的传递变得具体和可能。这些符号包括文字、数字、图画、声音及肢体动作等语言和非语言。编码过程在沟通中是相当重要的，如果编码不清楚，或者由于表达能力、知识结构及文化差异等问题使编码出现偏差，那么将会影响接收者对信息的理解，整个沟通过程就会陷入混乱之中。

2）解码就是把接收到的符号转化为原有信息所表达的想法和感觉的过程。在这个过程中，接收者利用自己具备的知识、经验及文化背景来转化接收到的符号信息，达到理解信息内容和含义的目的。如果沟通是顺畅的，也就意味着发送者所传递的信息经过编码和接收者解码后，理解的信息与所传递的信息完全吻合，编码与解码完全"对称"；而如果双方因为缺乏共同背景、经验、知识、态度和文化，或双方编码、解码的代码系统不一致，则在解读信息与正确理解其内在意义的两个过程中就会出现误差，容易造成沟通失误或失败。

【案例1.7】 一对相恋多年的恋人因为一件事情产生了矛盾，两人互相不再理睬，但是心里却都还爱着对方，只是都不愿说出来。终于有一天，男人给女人送去了一把雨伞，结果，女人就此悄然离去。时隔十年，两人再次相遇，可都已结婚了。男人问女人："为什么十年前会因为一点小小的矛盾就离开了呢？"女人说："不是你说分手算了吗？"男人说："没有啊，只是当时都在气头上，可你之后怎么就不告而别了？"女人说："你都说散了，我能不走吗？"男人说："我哪里说散了？"女人说："你送我的雨伞不就是告诉我散了吗？"男人说："不是的，当时我只是想告诉你，我愿意一辈子为你遮风挡雨！"

问题：这个故事中的男人忽视了影响人际沟通的哪个方面因素？

分析： 沟通是编码与解码的过程。信源根据一定的逻辑，把自己想要表达的内容传达出去，这是编码的过程。信宿根据自己的认知，把对方传达的内容转化为自己的理解，是解码的过程。由于人与人之间的认知、学识、立场及理解能力等差异，会导致编码与解码有所差别。差异过大，就会产生沟通上的困难。案例中的恋人就是在特定条件下解码和编码出现了较大的差异，缺乏进一步的沟通，造成了难以挽回的后果。

（4）媒介和渠道。媒介和渠道是信息发送者的消息最有效地传递到重要的接收者所需借助的手段和方法。凡是能使人与人、人与事物或事物与事物之间产生联系或发生关系的物质都是广义的媒介。媒介包括人际传播媒介、组织传播媒介、大众传播媒介等。人际传播媒介是指个人与个人之间的信息交流，也是由两个个体系统相互连接组成新的信息传播系统。组织传播媒介是指组织所从事的信息活动，包括组织内部个人与个人、团体与团体、部门与部门、组织与其成员的传播活动，以及组织与相关的外部环境之间的交流沟通活动。组织传播媒介既是保障组织内部正常运行的信息纽带，也是组织作为一个整体与外部环境保持互动的信息桥梁。大众传播媒介是在信息传播过程中处于职业传播者和大众之间的媒介体，报纸、广播、电视、网络都属于大众传播媒介。例如，在面谈的时候，口头交流所采用的口头语言表达形式就是沟通媒介和渠道。有时不用语言表达，只通过面部表情或身体其他部位的一个小动作，就能传达服务者的意思和情感，此时表情和动作等身体语言就是沟通媒介和渠道。当人们通过写信的方式与人交流时，书面的信件或电子邮件就是沟通的媒介和渠道。

需要注意的是，沟通媒介的选择并不单一，在同一次沟通中也并不总是使用同一种沟通媒介。

（5）反馈。反馈对检验信息沟通的效能来说是必不可少的。如果没有反馈信息的证实，人们可能永远无法确定信息是否得到了有效的编码、传递、解码和理解。

当发送者发出了一个信息而没有收到任何反应时，可能表示接收者没有收到信息或是为了某种理由而不愿意做出反应。无论是哪一种情况，发送者都必须有所警戒：为什么对方没有反应？有效的沟通应该是双向的，接收者应将他的想法和意见等反馈给发送者。反馈是接收者的一种反应，是发送者了解接收者对信息理解和接受程度的最好方法。但许多发送者忽略了这一点。在其他条件相同的情况下，鼓励反馈的发送者比不注重反馈的发送者能更有效地进行沟通。

（6）噪声干扰。噪声是指一切妨碍信息沟通的因素。在很多情况下，信息沟通都会受到噪声的影响，以致造成沟通的障碍而影响沟通的效果。信息沟通过程中的每一步都有可能产生噪声。例如，对发送者来说，嘈杂的环境可能会妨碍意念的形成，由于所用的符号不清楚也可能造成编码错误；对信息传递来说，由于渠道不畅可能造成信息传递中断；对接收者来说，由于注意力不集中可能造成接收不准确，因误解信息符号的含义可能造成解码错误等。噪声不仅会阻碍信息的传递，还会在传递过程中扭曲信息。沟通是一个交流的过程，其参与者处于不同但又有所重叠的背景下，经由交换信息建立关系，关系的品质会受外在的、生理性的和心理性的噪声干扰。

政治、文化、社会、法律等环境因素也影响着组织成员之间的沟通，如不同信仰、不同义化背景会使沟通难以进行。而沟通双方地理上的距离、时间上的分配等也会影响沟通渠道、沟通方式的选择。另外，像组织内的文化氛围、管理方式、组织结构安排等均会影响组织成员的沟通。例如，一个企业的领导者喜欢集权式的管理，他对下属的向上沟通就不太重视，他所采用的科层制组织架构就不利于下情上达，久而久之上下级之间的沟通就会出现障碍。

1.2.2 沟通过程中的心理效应

（1）首因效应。首因效应是由美国心理学家洛钦斯首先提出的，也叫作首次效应、优先效应或第一印象效应，是指交往双方形成的第一次印象对今后交往关系的影响，也即是"先入为主"带来的效果。虽然这些"第一印象"并非总是正确的，但却是最鲜明、最牢固的，并且决定着以后双方交往的进程。如果一个人在初次见面时给人留下良好的印象，那么人们就愿意与他接近，彼此也能较快地取得相互了解，并会影响人们对他以后一系列行为和表现的解释；反之，对于一个初次见面就引起对方反感的人，即使由于各种原因难以避免与之接触，人们也会对之很冷淡，在极端的情况下，甚至会在心理上和实际行为中与之产生对抗状态。

（2）刻板效应。刻板效应又称刻板印象，是指对事物形成的一般看法和个人评价，认为某种事物应该具有其特定的属性，而忽视事物的个体差异，也是由社会按性别、种族、年龄或职业等分类而形成的固定印象。"物以类聚，人以群分"，居住在同一个地区、从事同一种职业属于同一个种族。人总会有一些共同的特征，可以引导人们在一定范围内进行判断，不用探索信息，迅速洞悉概况，节省时间与精力。但是，"人心不同，各如其面"，刻板印象毕竟只是一种概括而笼统的看法，并不能代替活生生的个体，因而容易忽略个体差异性，"以偏概全"的错误，人们往往把某个具体的人或事看作是某类人或事的典型代表，把对某类人或事的评价视为对某个人或事的评价，因而影响正确的判断，若不及时纠正使之进一步发展或可扭曲为歧视。

（3）晕轮效应。晕轮效应又称成见效应、光圈效应等，最早是由美国著名心理学家爱德华·桑戴克提出的，是指人们在交往认知中，对方的某个特别突出的特点、品质就会掩盖人们对对方其他品质和特点的正确了解。一个人如果被标明是好的，他就会被一种积极、肯定的光环笼罩，并被赋予一切都好的品质；如果一个人被标明是坏的，他就被一种消极、否定的光环所笼罩，并被认为具有各种坏品质。晕轮效应除与人们掌握对方的信息太少有关外，主要还是个人主观推断的泛化、扩张和定势的结果。它往往容易形成人的成见或偏见，产生不良的后果。

（4）虚假同感偏差。虚假同感偏差又叫作虚假一致性偏差，指的是人们常常会高估或夸大自己的信念、判断及行为的普遍性。当遇到与此相冲突的信息时，这种偏差使人坚持自己的社会知觉。人们通常都会相信自己的爱好与大多数人是相同的。如果一个人喜欢玩电脑游戏，那么就有可能高估喜欢电脑游戏的人数。人们也通常会高估给自己喜欢的同学投票的人数，高估自己在群体中的威信与领导能力等。有些因素会影响这种虚假同感偏差强度：

1）当外部的归因强于内部归因时；

2）当前的行为或事件对某人非常重要时；

3）当你对自己的观点非常确定或坚信时；

4）当你的地位或正常生活和学习受到某种威胁时；

5）当涉及某种积极的品质或个性时；

6）当你将其他人看成与自己是相似时。

（5）其他沟通中的心理效应。

1）期望效应也叫作"皮格马利翁效应"或"罗森塔尔效应"，是指在人际交往中，一方充沛的感情和较高的期望可以引起另一方微妙而深刻的变化。期望就如同一把双刃剑，积极的期望促使人向好的方向发展，消极的期望则使人向坏的方向发展。

2）禁果效应也叫作"罗密欧与朱丽叶效应"，越是禁止的东西，人们越要得到手。这与人们的好奇心与逆反心理有关。禁果效应存在的心理学依据在于，无法知晓的"神秘"的事物，比能接触到的事物对人们有更大的诱惑力，也更能促进和强化人们渴望接近和了解的诉求。人们常说的"吊胃口""卖关子"就是因为受传者对信息的完整传达有着一种期待心理。

3）南风效应又叫作"南风法则"或"温暖法则"，来源于法国作家拉·封丹写的一则寓言：南风和北风打赌，看谁能使路上的行人脱掉大衣。北风用尽浑身力气，把冰冷刺骨的寒风吹向行人，结果却不尽人意，行人把大衣裹得更紧了。南风则徐徐吹动，顿时风和日丽，行人感觉到了热，纷纷把大衣脱下来了。目标一致，方法不一样，结果大相径庭。由此可见，在处理人际关系时，要特别注意讲究方法。

1.3　沟通障碍与控制

【名人名言】

将自己的热忱与经验融入谈话中，是打动人的速简方法，也是必然要件。如果你对自己的话不感兴趣，怎能期望他人感动。

——戴尔·卡内基

1.3.1　沟通障碍

沟通无处不在，无时不有。有效沟通在生活和管理工作中都发挥着极其重要的作用。要做到有效的沟通需要一定的技巧和艺术来避免沟通的障碍。沟通中有一个沟通漏斗原理，沟通漏斗呈现的是一种由上至下逐渐减少的趋势，因为漏斗的特性就在于"漏"。对沟通者来说，是指如果一个人心里想的是100%的东西，当你在众人面前、在开会的场合用语言表达心里 100% 的东西时，这些东西已经漏掉了 20%，你说出来的只剩 80% 了。而当这 80% 的东西进入别人的耳朵时，由于文化水平、知识背景的关系，只存活了 60%。实际上，真正被别人理解、消化的东西大概只有 40%。等到这些人遵照领悟的 40% 具体行动时，已经变成 20% 了。

由此可见，沟通漏斗的吞并功能可谓强大。然而，这样的漏斗现象时时刻刻发生在人们的周围。所以，一定要掌握一些沟通技巧，争取让这个漏斗漏得越来越少。

在沟通过程中，人们常常会受到各种因素的影响和干扰，使沟通受到阻碍。障碍的界定，不同的学者从不同的研究角度（如现代传播学、组织管理学、组织沟通学、医患沟通学、现代沟通学、信息论等）出发，有着不同的结论。

沟通障碍是指信息在传递和交换过程中，由于信息意图受到干扰或误解，而导致沟通失真的现象。在人们沟通信息的过程中，常常会受到各种因素的影响和干扰，使沟通受到阻碍。沟通障碍主要有发送障碍、接收障碍、渠道障碍等。

1. 发送障碍

在沟通过程中，信息发送者的情绪、倾向、个人感受、表达能力、判断力等都会影响信息的完整传递。发送障碍主要表现在以下几个方面：

（1）表达能力不佳。信息发送者如果口齿不清、词不达意或字体模糊，就难以把信息完整的、正确的表达出来；如果使用方言，可能会使接收者无法理解。

（2）信息传送不全。发送者有时缩减信息，使信息变得模糊不全。

（3）信息传递不及时或不适时。信息传递过早或过晚，都会影响沟通效果。

（4）知识经验的局限。信息发送者与接收者如果在知识和经验方面水平悬殊，发送者认为沟通的内容很简单，不考虑对方，只按自己的知识和经验范围进行编码，而接收者却难以理解，从而影响沟通效果。

（5）对信息的过滤。对信息的过滤是指故意操纵信息，使信息显得对接收者更有利，如管理者向上级传递的信息都是对方想要听到的东西，这位管理者就是在过滤信息。过滤的程度与组织结构层次及组织文化有关。组织纵向管理层次越多，过滤的机会也就越多。组织文化则通过奖励系统鼓励或抑制这类过滤行为。如果奖励只注重形式与外表，管理者便会有意识地按照上级的品位调整和改变信息内容，如现实生活中的"报喜不报忧"就是典型的信息过滤行为。

2. 接收障碍

从信息接收者的角度看，影响信息沟通的因素主要有以下 6 个方面：

（1）信息译码不准确。接收者如果对发送者的编码不熟悉，有可能误解信息，甚至理解得截然相反。

（2）对信息的筛选。受知觉选择性的影响，接收者在接收信息时，会根据自己的知识经验去理解，按照自己的需要对信息进行"选择"，从而可能会使许多信息内容被丢弃，造成信息的不完整甚至失真。

（3）对信息量的承受力。每个人在单位时间内接收和处理信息的能力不同，对于承受能力较低的人来说，如果信息过量，难以全部接收，就会造成信息丢失而产生误解。

（4）心理上的障碍。接收者对发送者不信任，敌视或冷漠、厌烦，或者心理紧张、恐惧，都会歪曲或拒绝接收信息。

（5）过早的评价。在尚未完整地接收一项信息之前就对信息作出评价，将有碍于对信息所包含的意义的接收。价值判断就是对一项信息所给予的总价值的估计，它是以信息的来源、可靠性或预期的意义为基础的。过于匆忙地作出评价，就会使接收者只能听到他所希望听到的那部分内容。

（6）情绪。在接收信息时，接收者的感觉会影响他对信息的理解。不同的情绪感受会使个体对同一信息的解释截然不同。狂喜或悲伤等极端情绪体验都可能阻碍信息沟通，因为这种情况下人们会出现"意识狭窄"现象不能进行客观、理性的思维活动，而代之以情绪性的判断。因此，应尽量避免在情绪很激动的时候进行沟通。

【案例 1.8】　老人平时一天只刷一次牙，口腔内不但出现异味，还出现虫牙。护理员担心老人的口腔卫生，晚饭后对老人说："去刷牙吧？"老人说："不去。"护理员说："再这么下去，虫牙会越来越多的。"老人说："烦死了。"

分析：护理员关心老人口腔卫生的出发点是正确的。口腔内的不健康状态放任不管会使虫牙恶化，进而导致饮食出现问题。然而，护理员采用了类似威胁的口吻和老人说话，使接收信息的老人产生不悦的情绪，因此，沟通效果并不好。在与老人说话时，护理员不应该直接指出老人不好的地方，这样会伤害老人的自尊心。最好用积极的口吻强调好的方面，让老人没有抵触地接受自己的意见。

正确沟通方式："睡觉前我们去刷刷牙，让口腔变得清新一些吧！"或"最近感冒蔓延的特别厉害，我们最好勤洗手勤漱口来预防感冒。"

3. 渠道障碍

沟通渠道问题主要有以下几个方面：

（1）选择沟通媒介不当。如重要事情口头传达效果较差，因为接收者会认为"口说无凭""随便说说"而不重视。

（2）几种媒介互相冲突。当信息用几种形式传送时，如果相互之间不协调，会使接收者难以理解传递的信息内容。如领导表扬下属时面部表情很严肃甚至皱眉头，会让下属觉得迷惑。

（3）沟通渠道过长。组织机构庞大，内部层次多。从最高层传递信息到最低层，从最低层汇总情况到最高层，中间环节太多，容易使信息损失较大。

（4）外部干扰。信息沟通过程中经常会受到自然界各种物理噪声、机器故障的影响或被其他事物的干扰所打扰，也会因双方距离太远而沟通不便，影响沟通效果。

也有学者把沟通的障碍概括为以下几种：

（1）文化障碍。文化障碍是指在信息沟通过程中由文化因素引起的障碍，包括语言障碍与知识经验障碍。

（2）心理障碍。心理障碍是指在信息沟通过程中由心理因素引起的障碍。个人的思想、情绪、兴趣、爱好、品德、威望等都可能造成信息沟通中的障碍。

（3）社会障碍。社会障碍是指在信息沟通过程中由社会因素引起的障碍。社会因素主要是指地位和职业。

（4）物理障碍。物理障碍是指在信息沟通过程中由物理因素引起的障碍。其主要表现为自然噪声的干扰、距离太远、通信设备质量差、传递层次过多及信息过量等引起的障碍。

1.3.2 沟通障碍的控制

在社会活动中，人们都希望正确传递信息，改进沟通的品质，克服沟通的障碍，提高沟通的效果。沟通过程中的控制和提升是非常必要的。

根据沟通的基本过程，要克服沟通的障碍也应当从以下 3 个方面入手。

1. 信息发送者

信息发送者是信息沟通中的主体因素，起着关键性作用，要想提高信息传递的效果，必须注意以下几个因素：

（1）要有认真的准备和明确的目的性。信息发送者首先要对沟通的内容有正确、清晰的理解。在沟通之前，要做必要的调查研究，收集充分的资料和数据，对每次沟通要解决什么问题，达到什么目的，不仅自己心中要有数，也要设身处地地为信息的接收者着想，使他们也能清晰理解。

（2）正确选择信息传递的方式。信息发送者要注意根据信息的重要程度、时效性、是否需要长期保存等因素，选择不同的沟通形式。例如，对于有重要保存价值的文件、材料，一定要采用书面沟通形式，以免信息丢失。而对于时效性很强的信息，则要采用口头沟通，甚至运用广播、电视媒体等形式，以迅速扩大影响。

（3）沟通的内容要准确和完整。信息的发布者应当努力提高自身的文字和语言表达能力，沟通的内容要有针对性、语义确切、条理清楚、观点明确，避免使用模棱两可的语言，否则容易造成接收者理解上的失误和偏差。另外，信息发送者对所发表的意见、观点要深思熟虑，不可朝令夕改，更不能用空话、套话、大话对信息接收者敷衍搪塞。若处理不好，常常会引起接收者的逆反心理，形成沟通中不应有的壁垒和障碍。

（4）沟通者要努力缩短与信息接收者之间的心理距离。沟通是否成功，不仅与沟通的内容有关，而且与信息发送者的品德和作风有很大的关系。一位作风民主、密切联系群众的领导者，常常会被下属看成是"自己人"，从而愿意与其沟通，并自觉地接受他的观点和宣传内容。所以，信息发送者在信息接收者心目中的良好形象是至关重要的因素。

（5）沟通者要注意运用沟通的技巧。沟通的形式要尽量使用接收者喜闻乐见的方式，必要时可运用音乐、戏剧、小品等形式，寓教于乐，达到下属接收信息的目的。根据心理学中"权威效应"的概念，尽量让各个领域的权威专家、名人参与信息发布，通过他们的现身说法，往往可以使信息传递更具影响力，达到事半功倍的效果。

2. 信息渠道的选择

（1）尽量减少沟通的中间环节，缩小信息的传递链。在沟通过程中，环节和层次过多，特别容易引起信息的损耗。从理论上分析，由于人与人之间在个性、观点、态度、思维、记忆、偏好等方面存在巨大差别，因此，信息每经过一次中间环节的传递，将丢失 30% 的信息量。在信息交流过程中，要提倡直接交流，作为领导者要更多地深入生产一线，多做调查研究，对信息的传播和收集都会有极大的好处。

（2）要充分运用现代信息技术，提高沟通的速度、广度和宣传效果。随着现代科学技术的进步，以及广播、电视与现代通信技术的发展，为管理沟通创造了良好的外部条件和物质基础。在沟通过程中，应该充分利用这些条件，提高沟通效果。例如，运用电话或可视电话召开各种会议，既可以克服沟通活动中地域上和距离上的障碍，快速传递信息，又可以减少与会者旅途时间和财力上的损失。此外，利用广播、电视进行广告、新闻发布比起传统的沟通手段，在速度和波及范围等方面也有无可比拟的巨大优越性。

（3）避免信息传递过程中噪声的干扰。组织中要注意建设完整的信息传递系统和信息机构体系，确保渠道畅通。无论是信息的发布者还是接收者，都要为沟通创造良好的环境，使信息发布者有充足的时间为信息发布做好充分的准备，也使信息接收者有更多的时间去收集、消化所得到的信息，真正做到学以致用。

3. 信息的接收者

（1）信息的接收者要以正确的态度去接收信息。在管理活动中，作为领导者应当把接收信息和收集信息看成是正确的决策和指挥的前提，也是与下属建立密切关系、进行交流与取得良好人际关系的重要条件。而对于被领导者，应当把接收信息看成是一次重要的学习机会。社会的发展更要求人们不断地进行知识更新，而沟通就是一种主要手段。通过沟通可以更好地理解组织和上级的决策、方针和政策，开阔视野，提高工作水平和工作能力。如果人们都能正确认识接收信息的重要性，沟通的效果就会大大提高。

（2）信息的接收者要学会"听"的艺术。在口头传递信息的过程中，认真地"听"不仅能更多、更好地掌握许多有用的信息和资料，同时，也体现了对信息传递者的尊重和支持，尤其是各级领导在听取下级汇报时，全神贯注地听取他们反映的意见，并不时地提出问题与下属讨论，会激发下属发表意见的勇气和热情，把问题引向深入的探讨，并进一步密切上下级之间的人际关系。

【实训】

增强你的倾听技能

提高沟通技能的一个方法是，增强你对信息接收的能力，即倾听能力。你需要增强倾听能力，收集信息理解问题的本质。

增强倾听能力可以这样做：

(1) 接受对方的表达方式，学会共情；

(2) 反馈想法给说话者，即反馈解释语义；

(3) 减少分散你的注意力，专心倾听说话者；

(4) 不要打断别人的话，允许他们说完自己的话；

(5) 避免使用负面消极的词汇，终止对话。

沟通能力测试

请你就以下问题认真地回答：

(1) 你真心相信沟通在组织中的重要性吗？

(2) 在日常生活中，你在寻求沟通的机会吗？

(3) 在公开场合，你能很清晰地表达自己的观点吗？

(4) 在会议中，你善于发表自己的观点吗？

(5) 你是否经常与朋友保持联系？

(6) 在休闲时间，你经常阅读书籍和报纸吗？

(7) 你能自行构思，写出一份报告吗？

(8) 对于一篇文章，你能很快区分其优劣吗？

(9) 在与别人沟通的过程中，你都能清楚地传达想要表达的意思吗？

(10) 你觉得你的每一次沟通都是成功的吗？

(11) 你觉得自己的沟通能力对工作有很大帮助吗？

(12) 喜欢与你的同事一起进餐吗？

(13) 在一般情况下，经常是你主动与别人沟通吗？

(14) 在与别人沟通的过程中，你会处于主导地位吗？

(15) 你觉得别人适应你的沟通方式吗？

这是一个非常简单的小测试，回答"是"得1分，回答"否"不得分。得分为10～15分，说明你是一个善于沟通的人；得分为6～9分，说明你协调、沟通能力比较好，但是有待改进；得分为1～5分，说明你的沟通能力有些差，你与团队之间的关系有些危险。

拓展阅读

沟通要知己知彼，因人而异

在与人沟通之前，一般要对对方的情况做客观的了解。只有知己知彼，才能针对不同的对手，采取不同的沟通技巧。

例如，如果你的沟通对象知识渊博，对知识性的东西抱有极大兴趣，不屑于听肤浅、通俗的话语，你就应该充分显示自己的博学多才，多做抽象推理，致力于各种问题之间的内在联系探讨。

(1) 对待刚愎自用者，不宜循循善诱，可用激将法激之。

(2) 对待自吹自擂者，表里如一的话很难让其接受，不妨试试诱兵之计。

（3）对待脾气急躁者，不宜喋喋不休的长篇说理，用语直接为最佳。

（4）对待性格沉默者，要多鼓励其主动说话，不然你将会打瞌睡。

（5）对待头脑顽固者，采用硬攻之策容易形成僵局，造成顶牛之势，应看准对方最感兴趣的点进行转化。

通过沟通对象的语言去了解对方，是取得胜利的关键。我们可以从言谈的微妙之处观察对方的性格特征和内心活动。

性格刚强、充满自信的人通常不会使用"那个……""嗯……""这个……"之类的口头禅；反之，小心谨慎、神经质的人常用这类词汇。

一位在国际上颇具名望的语言心理学家曾说："在沟通中常说'果然'的人，自以为是，强调个人主张。经常使用'其实'的人希望别人注意自己，他们任性、倔强、自负。经常使用'最后怎么怎么'一类词汇的人，大多是潜在的欲求未能满足。"

通过对手无意中显露出的态度及姿态，就能够了解对手的心理和性格，甚至能够捕捉到比语言表露更真实、更微妙的思想。

下面这些体态语言都有各自特定的意思：

（1）如果对方抱着胳膊，则表明对方在思考问题。

（2）如果对方抱着头，则表明对方正为某事一筹莫展。

（3）如果对方低头走路、步履沉重，说明对方心灰意懒。

（4）如果对方昂首挺胸、高声交谈，说明对方非常有自信。

（5）如果女性一言不发、揉搓手帕，说明她心中有话，却不知从何说起。

（6）如果对方的双腿在抖动，则是内心不安、苦思对策的举动；如是轻微颤动，就可能是心情忧郁的表现。

当然，上述所言并非绝对。对交谈对象的了解也不能仅仅停留在静观默察上，还应该主动侦察，采用一定的侦察对策去激发对方的情绪，才能够迅速准确地把握对方的思想脉络和动态，从而顺着对方的思路进行科学引导，直到最后顺利完成沟通目的。

一般情况下，"因人而异"的沟通还需要考虑以下几个方面的内容：

（1）性别差异。通常，如果你的沟通对象是一位男性，采用较强有力的劝说语言是一种比较好的方式；如果你的沟通对象是一位女性，则需要你在讲话时温和一些。

（2）年龄差异。对年轻的小伙子，要用煽动的语言；对中年人，要讲明利害关系，供他们斟酌；对老年人，要用商量的口吻，尽量表明自己的尊重。

（3）地域差异。针对在不同地域生活的人，应该采用不同的劝说方式。例如，对北方人，可采用粗犷、豪爽的态度；对南方人，则要细腻、温婉一些。

（4）职业差异。无论对方是做什么工作的，你都要运用与对方所掌握的专业知识关联较密切的语言与之交谈，这样能大大增强对方对你的信任。

（5）文化差异。通常，对文化程度低、理解力差的人所采用的方法应简单明确，多使用一些具体的数字和例子；对文化程度高、理解力强的人，采取抽象的说理方式则比较合适。

（6）兴趣差异。大凡有兴趣爱好的人，当谈起有关他的爱好方面的事情时，对方都会感到兴致高昂，同时无形之中对你也会产生好感。因此，如果你能从对方的兴趣爱好谈起，就能为接下来的沟通打下良好的基础。

（7）性格差异。如果沟通对象是一位性格豪爽的人，就不妨"单刀直入"；如果沟通对象是一位性格迟缓之人，则要讲究"慢工出细活儿"；如果沟通对象是一位生性多疑的人，就应该不动声色地让其消除顾虑，而不能处处表白，那样只会招致更多的不信任。

1.4　沟通能力的培养

【名人名言】

交流如雨滴般无声胜有声，一滴一滴默默地流坠，碾着时光的足迹，最终滴穿了人与人之间如磐石般坚硬的隔阂。

——伏尔泰

沟通能力包含着表达能力、争辩能力、倾听能力和设计能力（形象设计、动作设计、环境设计）。沟通能力看起来是外在的东西，但实际上是个人素质的重要体现，它关系着一个人的知识、能力和品德。

1.4.1　沟通能力的概念

一般来说，沟通能力是指沟通者所具备的能胜任沟通工作的优良主观条件。简而言之，人际沟通能力是指一个人与他人有效地进行沟通信息的能力。其包括外在技巧和内在动因。外在技巧包含表达能力、争辩能力、倾听能力和设计能力；内在动因包括沟通者的思想水平、知识储备、思维能力和心理素质等。沟通能力的培养是一项系统工作，应坚持"内强素质、外树形象、内外兼修"的原则来不断培养自己的沟通能力。

从表面上来看，沟通能力似乎只是一种能说会道的能力，实际上它包罗了一个从穿衣打扮到言谈举止等一切行为的能力。一个具有良好沟通能力的人，他可以将自己所拥有的专业知识及专业能力进行充分的发挥，并能给对方留下"我最棒、我能行"的深刻印象。

【案例1.9】　美国著名财经杂志《产业周刊》评选的全球最佳CEO——乔尔玛·奥利

拉（诺基亚公司）说，一个称职的 CEO 要具备的素质有两条：一是沟通的能力；二是对人进行管理的能力。美国著名学府普林斯顿大学对一万份人事档案进行分析，发现"智慧""专业技术"和"经验"只占成功因素的 25%，其余 75% 取决于良好的人际沟通；哈佛大学就业指导小组调查结果显示，在 500 名被解职的男女中，因人际沟通不良而导致工作不称职者占 82%。

分析：沟通能力是现代社会中，最宝贵的一种软实力。一个人能力变强，是从学会真正有效的沟通开始。

1.4.2　如何培养沟通能力

1. 沟通中应具备的品质

（1）谦逊有礼。在沟通中，谦逊有礼的言谈举止是双方相互尊重、有效沟通、增进了解和友谊、提高自身吸引力的必要条件。而傲慢粗鲁的言行则会导致敌意、妨碍沟通、恶化关系、降低自身的吸引力。

（2）真诚友善。真诚是做人的美德，尊重人的尊严和价值，与人为善，用真挚的情感进行交流和沟通往往事半功倍。沟通双方只有秉持认真、诚恳的态度，依托于融洽的交谈环境，才能奠定沟通成功的基础。真心实意地交流是自信的结果，是信任他人的表现，只有用自己的真情激起对方感情的共鸣，才能使沟通取得满意的效果。

（3）诚实守信。从道德范畴来讲，诚信即待人处事真诚、老实、讲信誉，言必信、行必果，一言九鼎，一诺千金。诚实是指言行一致、表里如一的道德品质，表现为忠诚老实，襟怀坦白，不说谎，不弄虚作假，不文过饰非，不歪曲事实。一个禀赋诚实美德的人，能给他人以信赖感，让人乐于接近，在赢得别人信赖的同时，又能为自己的工作和事业带来莫大的益处。

2. 沟通中应具备的知识

人在说话时，说出口的只是冰山一角，隐藏在海面之下的是长期积累的知识。丰厚的知识储备能让人说出来的话语言之有物、有理、有据。沟通中运用到的知识也是非常庞杂的，如语言学、管理学、社会学、心理学、市场学等。沟通主体的文化底蕴越丰富，其视野和思想就越开阔，说起话来就会妙语连珠，撰写的文章会更有品位，与人沟通就会更有效果。沟通主体要不断地用知识武装自己、充实自己，在不断学习中提升自己。

3. 沟通中的情商培养

情商（EQ）主要是指那些与认识自我、控制情绪、激励自己及处理人际关系等相关的个人能力。智商更多的是先天赋予的，但是情商是可以培养的。情商的培养要学会认识自己的情绪、管理自己的情绪、有效推动自己、认识别人的情绪、处理好人际关系。

【实训】

提高沟通能力的五个方法

（1）开列沟通情境和沟通对象清单。这一步非常简单，闭上眼睛想一想，你都在哪些情境中与人沟通，如学校、家庭、工作单位、聚会及日常各种与人打交道的情境。再想一想，你都需要与哪些人沟通，如朋友、父母、同学、配偶、亲戚、领导、邻居、陌生人等。开列清单的目的是使自己清楚自己的沟通范围和对象，以便全面地提高自己的沟通能力。

（2）评价自己的沟通状况。在这一步里，问自己如下问题：

1）对哪些情境的沟通感到愉快？

2）对哪些情境的沟通感到有心理压力？

3）最愿意与谁保持沟通？

4）最不喜欢与谁沟通？

5）是否经常与多数人保持愉快的沟通？

6）是否常感到自己的意思没有说清楚？

7）是否常误解别人，事后才发觉自己错了？

8）是否与朋友保持经常性联系？

9）是否经常懒得给人写信或打电话？

客观、认真地回答上述问题，有助于了解自己在哪些情境中、与哪些人的沟通状况较为理想，在哪些情境中、与哪些人的沟通需要着力改善。

（3）评价自己的沟通方式。在这一步中，主要问自己如下三个问题：

1）通常情况下，自己是主动与别人沟通还是被动沟通？

2）在与别人沟通时，自己的注意力是否集中？

3）在表达自己的意图时，信息是否充分？

主动沟通者与被动沟通者的沟通状况往往有明显差异。研究表明，主动沟通者更容易与别人建立并维持广泛的人际关系，更可能在人际交往中获得成功。

沟通时保持高度的注意力，有助于了解对方的心理状态，并能够较好地根据反馈来调节自己的沟通过程。没有人喜欢自己的谈话对象总是左顾右盼、心不在焉。

在表达自己的意图时，一定要注意使自己被人充分理解。沟通时的言语、动作等信息如果不充分，则不能明确地表达自己的意思；如果信息过多，出现冗余，也会引起信息接收方的不舒服。最常见的例子就是，你一不小心踩了别人的脚，那么，一句"对不起"就足以表达你的歉意，但如果你还继续说："我实在不是有意的，别人挤了我一下，我又不知怎么就站不稳了……"这样啰唆反倒令人反感。因此，信息充分而又无冗余是最佳的沟通方式。

（4）制订、执行沟通计划。通过前几个步骤，你一定能够发现自己在哪些方面存在不足，从而确定在哪些方面重点改进。例如，沟通范围狭窄，则需要扩大沟通范围；忽略与友人的联系，则需要写信、打电话；沟通主动性不够，则需要积极主动地与人沟通等。把这些制成一个循序渐进的沟通计划，然后把自己的计划付诸行动，体现在具体的生活小事中。例如，觉得自己的沟通范围狭窄，主动性不够，你可以规定自己每周与两个素不相识的人打招呼，具体如问路、说说天气等。不必害羞，没有人会取笑你的主动，相反，对方可能还会欣赏你的勇气！

在制订和执行计划时，要注意小步子的原则，即不要对自己提出太高的要求，以免实现不了，反而挫伤自己的积极性。等小要求实现并巩固之后，再对自己提出更高的要求。

（5）对计划进行监督。这一步至关重要，一旦监督不力，可能就会功亏一篑。最好是自己对自己进行监督，如用日记、图表记载自己的发展状况，并评价与分析自己的感受。

当你完成了某一个计划，如和一直不敢说话的异性打了招呼，你可以奖励自己一顿美餐或是看场电影放松一下。这样有助于巩固阶段性成果。如果没有完成计划，就要采取一些惩罚措施，如做俯卧撑或是做一些懒得做的体力活。总之，计划的执行需要信心，要坚信自己能够成功。记住：一个人能够做的，比他已经做的和相信自己能够做的要多得多。

> ### ●拓展阅读
>
> 　　美国哈佛大学的著名心理学家罗森塔尔曾经做过一个教育效应的实验。他把一群小老鼠一分为二，把其中的一小群（A群）交给一个实验员说："这一群老鼠是属于特别聪明的一类，请你来训练"；把另一群（B群）老鼠交给另外一名实验员，告诉他这是智力普通的老鼠。两个实验员分别对这两群老鼠进行训练。一段时间后，罗森塔尔教授对这两群老鼠进行测试，测试的方法是老鼠穿越迷宫，结果发现，A群老鼠比B群老鼠聪明得多，都先跑出去了。其实，罗森塔尔教授对这两群老鼠的分组是随机的，他自己也根本不知道哪只老鼠更聪明。当实验员认为这群老鼠特别聪明时，他就用对待聪明老鼠的方法进行训练，结果，这些老鼠真的成了聪明的老鼠；反之，另一个实验员用对待笨老鼠的办法训练，也就把老鼠训练成了不聪明的老鼠。
>
> 　　罗森塔尔教授立刻把这个实验扩展到人的身上。1968年他和雅各布森（A. L. Jacobson）教授带着一个实验小组走进一所普通的小学，对校长和教师说明要对学生进行"发展潜力"的测验。他们在6个年级的18个班里随机地抽取了部分学生，然后把名单提供给任课教师，并郑重地告诉他们，名单中的这些学生是学校中最有发展潜能的学生，并再三嘱托教师在不告诉学生本人的情况下注意长期观察。8个月后，当他们回到该小学时，惊喜地发现，名单上的学生不但在学习成绩和智力表现上均有明显进步，而且在兴趣、品行、师生关系等方面也都有了很大的变化。这一现象被称为"期望效应"。后来人们借用古希腊神话中皮格马利翁的典故，称这种现象为"皮格马利翁效应"。
>
> 　　罗森塔尔和雅各布森认为，由他们提供的"假信息"最后出了"真效果"的主要原因是"代表性的预测"引发了教师对这些学生的较高期望，就是这些教师的较高期望在8个月中发挥了神奇的暗示作用。这些学生接受了教师渗透在教育教学过程中的积极信息之后，会按照教师所刻画的方向和水平来重新塑造自我形象，调整

自己的角色意识与角色行为，从而产生了神奇的"期望效应"。

本章小结

本章是老年服务与沟通的基础知识单元，主要学习沟通的基本内涵、沟通的过程、沟通的障碍及控制、沟通能力的培养等。通过学习，要掌握沟通的概念、沟通的作用、沟通的类型，了解沟通的过程，会分析沟通中的障碍，学会障碍的排除与控制，尽可能提升自己的沟通能力。

情境回放

护理员说的话虽然很对，但并没有起到任何效果，反而惹得老人非常不高兴。

护理员应站在老人的立场上，体谅老人"想吃却不能吃"的苦恼；最好提及一个对于老人来说特别重要的人，让老人觉得大家都是在关心自己的。

正确说法：

"是啊，想吃却不能吃，真的好辛苦啊。下次我想办法调出更好的味道来，既减盐又好吃。"

"您女儿会担心您的身体的。"

"课岗证赛"融通实训

实训名称	自我介绍		实训学时	2
实训方法	角色扮演、情境模拟			
实训条件	多媒体教室、白板或黑板			
实训目标	能够进行自我介绍，包括对部门负责人进行自我介绍及对服务对象进行自我介绍			
实训情境	小董是一名智慧养老服务与管理专业的学生，她即将走上工作岗位成为一名护理员，对于即将到来的工作她既有期待，也有不安，她现在正在准备明天的自我介绍			
实训指导	由三名学生组成小组分别扮演部门负责人、李爷爷（奶奶）和小董，模拟情境，完成自我介绍			
实训形式	团队任务	团队成员		得分
阶段任务内容（50分）	阶段任务要求、完成情况			
收到任务，分析任务（5分）	收到任务后，组成小组，并分析任务内容			
形成小组，明确分工（5分）	根据任务情境，分担模拟角色，分工明确			
自我介绍编写（10分）	根据专业及岗位特征进行自我介绍的编写，并提交小组讨论			
模拟自我介绍（10分）	根据自我介绍的现场表现，从语言表达能力、综合业务素质等角度进行评价			
心得体会（5分）	能够较好地对活动进行总结，并认识到专业沟通能力的重要性，在初次与服务对象的沟通中建立良好的第一印象			

续表

实训名称		自我介绍	实训学时	2
考核评价	自我评价（5分）	1. 能认真参与活动，积极准备自我介绍； 2. 能够正确认识专业及未来的工作岗位；		
	同学评价（5分）	3. 能够了解未来服务对象，并有针对性地进行自我介绍；		
	教师评价（5分）	4. 能够学会合作与分享； 5. 能够高质量完成初次沟通任务		
总得分：				

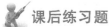 课后练习题

1. 简答题

（1）什么是沟通？

（2）沟通的类型有哪些？

（3）沟通的要素有哪些？

（4）沟通的障碍有哪些？如何克服沟通的障碍？

（5）如何培养沟通能力？

2. 案例分析题

智慧养老与服务专业的学生小齐刚刚走上了养老服务行业的工作岗位，她的任务是负责对来访咨询入住养老院的老年人及其子女进行接待。她今天接待了张阿姨和她的女儿，张阿姨是退休的医生，言谈间对养老院的环境和服务特别关注，对价格等因素表示不在意。她的女儿则询问了医院的价格、护理员的资质、餐饮等情况，请结合案例分析，不同群体对养老院的需求是什么？在沟通中应把握哪些要点？

第 2 章　了解老年人及其身心特征

学习目标

【知识目标】

1. 掌握人的寿命和老年人的年龄划分；

2. 了解人口老龄化及人口老龄化的对策；

3. 熟悉老龄化相关理论。

【技能目标】

1. 学会划分老年人的寿命与年龄；

2. 知道人口老龄化的概念及相关对策；

3. 能用老龄化的相关理论知识去解释常见的老年人生活中有关老龄化的问题。

【素质目标】

1. 理解和关爱老年人；

2. 形成对职业的认同和热爱。

【情境导入】

　　陈某，男，63岁，曾任行政领导多年，工作上勤勤恳恳，具有极好的口碑。三年前退休，现与老伴住在一起，儿女都在外地工作，一年难得回家几次。退休后，他每天只是帮着老伴买菜做家务，时间长了，渐渐感到时间过得很慢。早上起床后感到没什么大事可做，十分无聊，心里有一种说不出的失落感，常坐着叹气，闷闷不乐。老伴发现他不像以前那么开朗了，问他有什么烦心事他也不说，劝他去到公园走走，他也不感兴趣。他说不知道怎么安排生活，觉得自己是一块朽木，老了，最近饭量也小了，身体也没以前好了。

　　任务：请根据上述情境中分析陈某产生变化的原因，作为老年的护理员，你会如何与他进行沟通？

2.1　认识老年人及老年期

【名人名言】

老年时像青年时一样高高兴兴吧！青年，好比百灵鸟，有他的晨歌；老年，好比夜莺，应该有他的夜曲。

——康德

2.1.1　年龄的界定

年龄是指一个人从出生时起到计算时止生存的时间长度，通常用年岁来表示。年龄是一种具有生物学基础的自然标志，一个人出生以后，随着日月流逝，年龄也随之增长，这是不可抗拒的自然规律。

人在进行自身再生产的同时，也进行着年龄的再生产，它总是由不同年代出生的不同年龄的个人所组成的。此外，各种人口现象，如结婚、生育、求学、就业、迁移、死亡等，都与每个人的年龄密切相关。

1. 年代年龄

所谓年代年龄，也就是出生年龄，是指个体离开母体后在地球上生存的时间。西方国家把 45～64 岁称为初老期，65～89 岁称为老年期，90 岁以上称为老寿期。发展中国家规定，男子 55 岁、女子 50 岁为老年期限。根据我国的实际情况，规定 45～59 岁为初老期，60～79 岁为老年期，80 岁以上为长寿期。

我国历来称 60 岁为"花甲"，并规定这一年龄为退休年龄。同时，由于我国地处亚太地区，这一地区规定 60 岁以上为老年人。我国现阶段以 60 岁以上为划分老年人的通用标准。

就年龄阶段而言：45～59 岁为老年前期，称为中老年人；60～89 岁为老年期，称为老人；90 以上为长寿期，称为长寿老人；而 100 以上称为百岁老人。

世界卫生组织对老年人的划分，将 15～44 岁的人群称为青年人；45～59 岁的人群称为中年人；60～74 岁的人群称为年轻老年人；75 岁以上的人群称为老年人；将 90 岁以上的人群称为长寿老人。

2. 生理年龄

所谓生理年龄，就是指以个体细胞、组织、器官、系统的生理状态、生理功能及反映这些状态和功能的生理指标确定的个体年龄，可分为四个时期：出生至 19 岁为生长发育期，20～39 岁为成熟期，40～59 岁为衰老前期，60 岁至衰亡为老年期。所以，生理年龄在

60 岁以上的人被认为是老年人。但生理年龄和年代年龄的含义是不同的，往往也是不同步的。生理年龄的测定主要采用血压、呼吸量、视觉、血液、握力、皮肤弹性等多项生理指标来决定。

3. 心理年龄

心理年龄是指根据个体心理学活动的程度来确定的个体年龄。心理年龄是以意识和个性为其主要测量内容。心理年龄分为 3 个时期：出生至 19 岁为未成熟期；20～59 岁为成熟期；60 岁以上为衰老期。心理年龄在 60 岁以上的人被认为是老年人。心理年龄和年代年龄的含义是不同的，也是不同步的，如年代年龄为 60 岁的人，他的心理年龄可能只有四五十岁。

4. 社会年龄

所谓社会年龄，是指根据一个人在与其他人交往的角色作用来确定的个体年龄。也就是说一个人的社会地位越高，起的作用越大，社会年龄就越成熟。

【案例 2.1】 虞夏之际，炎帝后裔伯夷掌四岳，曾帮助大禹治水立过功，被封在吕，子孙从其姓，吕尚乃伯夷后人，姜为尚之族姓。姜子牙出生时，家境已经败落了，所以，姜子牙年轻的时候干过宰牛卖肉的屠夫，也开过酒店卖过酒，聊补无米之炊。但姜子牙人穷志不短，无论宰牛也好，还是做生意也好，始终勤奋刻苦地学习天文地理、军事谋略，研究治国安邦之道，期望能有一天为国家施展才华。虽然他满腹经纶、才华出众，但在商朝却怀才不遇。姜子牙辞官离开商都朝歌，隐居于蟠溪峡。据说曾在磁泉边以长杆、短线、直勾、背身的奇妙方式钓鱼，因而有"姜太公钓鱼——愿者上钩"的说法。他已年过 60，满头白发，仍在寻机施展才能与抱负。当他 83 岁时，周文王再度到访，在文王诚恳的请求下，姜子牙被拜为师，辅佐文王。姜子牙老年得志，为周文王、周武王修文练武、励精图治，并策划推翻商纣的暴政。文王病重，托孤姜子牙，武王姬发仍以姜尚为师。最后率 3 万大军大败商军于牧野，为武王奠定周朝。姜子牙被分封于齐，是齐国的始祖。

分析： 年代年龄、生理年龄、心理年龄和社会年龄的关系：年代年龄受之父母，不可改变，但生理年龄、心理年龄和社会年龄却可以通过身心锻炼、个人努力加以改变，推迟衰老，弥补其不足。

2.1.2 老年人及老年期

老年人，按照国际规定，60 周岁以上的人确定为老年；《中华人民共和国老年人权益保障法》第 2 条规定："老年人是指 60 周岁以上的公民。即凡年满 60 周岁的中华人民共和国公民都属于老年人。"

知识链接

我国重阳节及各国的老年节

九月九日为重阳节，也叫作重九节。在七夕、中元、中秋三节之后，重阳节是入秋后的第四个节日，也是秋冬交替时的辞青、迎寒老节，还是一年最后一个数字重叠式的节日。其九字重叠，含义是极高、极大，代表长久、长寿。1989 年，我国按照联合国教科文组织的要求，将农历九月九日定为中国老人节。这样就突出了重阳节尊老敬老的主题。——重阳节

1991 年，根据第 45 届联合国大会一致通过的第 106 号决议，每年的 10 月 1 日为国际老人节。国际老人节如今已成为国际上公认的官方的老年节。2021 年已是第 24 个国际老年节了。——国际老人节

1978 年，当时的美国总统卡特签署了一项法案，将每年 9 月美国劳动节后的第一个星期天，定为美国的祖父祖母节，这天全美各地都要举办敬老活动，实际上也成为美国的敬老节日。——美国的祖父祖母节

加拿大的老龄日名为笑节，在每年的 6 月 21 日。这天书店里特意会为老人摆出各种幽默的书刊专柜，供老人选购；喜剧明星在老人院举行义演；年轻人陪老年人参加游览；电视台专门推出一档为老人助笑的节目。到了晚间，子女们放下个人的私事，与父母们聚集一堂，共享天伦之乐。——加拿大的笑节

每年 9 月 15 日是日本传统的敬老节。这一天，日本全国各地都为老人举办各种庆祝活动，老人们身着节日盛装，接受儿孙及亲友的祝贺，并参加各种节日活动。——日本的敬老节

韩国自 1973 年起，将原来每年 5 月 8 日的母亲节改为敬老节，对 70 岁身体健康的老年人发放终身优待证。在敬老节期间，还举行各种敬老爱老活动。——韩国的敬老节

智利政府规定，每年的 10 月 15 日为全国的老人节，并以 15 日所在的一个星期为老年周，举办各种敬老活动。——智利的老年节、老年周

每年的金秋时节，希腊克里特岛都要择吉日举行老年节。节日活动除文艺节目外，还要举行老人赛跑，参加赛跑活动的老年人年龄在 70 岁以上。——希腊的老年节

老年期是指 60 岁至衰亡的这段时期，按联合国的规定，60 岁或 65 岁为老年期的起点。老年期总要涉及"老化"和"衰老"两个概念。老化是指个体在成熟期后的生命过程中所表现出来的一系列形态学及生理、心理功能方面的退行性变化；衰老是指老化过程的最后阶段或结果，如体能失调、记忆衰退、心智钝化等。

自古以来，人类不断地探索老化的原因，提出数种心理老化学说。研究个体心理老化主要是从两个方面进行：一是从个体出发；二是从个体与社会关系出发。以个体变化为重点的老化理论有遗传学说、行为老化学说等。强调个体与社会相互作用的老化学说主要有疏离学说和适应学说。

（1）遗传学说认为：精神机能的老化、行为的变化以及随着年龄增长而出现的心理变

化，都是由遗传决定的。衰老是按遗传程序实现的，是有规律的退化。通过研究发现，双亲的寿命与子女的寿命有很高的相关度。诚然，仅用遗传来解释复杂的老化显然具有片面性。

（2）行为老化学说认为：老年行为的退行性变化是由于精神退化机能引起的，并主要从行为变化中反映出来。行为老化就是随着年龄的增长，对刺激的反应时间会延长，学习能力、理解力会减弱，记忆力逐渐衰退等。心理退化具有复杂性，简单地用行为老化学说解释也是不全面的。

（3）疏离学说认为：老年人与社会的脱离是造成个体老化的主要原因。随着年龄的增长，老年人的社会活动变少，他们的人际交流逐渐减少，与周围环境的联系逐渐减弱。这种个体与外部环境关系的变化，是由内部的变化造成个体与环境的疏远。

（4）适应学说认为：老年期的主要变化是人际关系的改变。人际交往增多会减轻老年人的不安感，也可以从朋友的反馈中增加个人的自信心和自尊心。作为一种适应手段，老年人必须杜绝自我封闭的生活方式。

【案例2.2】　当 AI 成为热词之际，机器人养老似乎不再遥远。马来西亚 5 分钟的动画短片《更换电池》（Changing Batteries）就是这样的场景，只不过 5 分钟的无对白画面看哭了所有人……

在一个寻常的午后，一位老奶奶正坐在桌前悠闲地喝茶，突然一阵"砰砰砰"的敲门声，打破了小屋长久以来的宁静。老奶奶缓慢地挪动身体前去开门，但或许快递员早已等不及放下快递离开了。老奶奶左右张望，却只看到一个纸箱子。费了九牛二虎之力，老人才终于把箱子拖进屋里。定睛一看，原来是孩子买给自己的礼物。"对不起妈妈，今年又不能回家陪您了。这是送给您的礼物。"老人一声叹息，随之打开箱子，满脸疑惑。原来她的孩子不能回家，买了个机器人陪她。

机器人一身银白色，有两个圆圆的大眼睛，小家伙可爱不说，还特别能干，家里扫地、擦玻璃、浇花的活，全被他一手包揽。也许是怀着对孩子的一丝幽怨，老人最初只把这个小家伙，当作干活的冰冷机器。直到有一次老人睡着，醒来却发现机器人竟然为她披上了毛毯，而且正看着电视预告的马戏团表演异常兴奋。老人没说什么，但把这个细节记在了心里。从此她把机器人当作了自己的孩子，一起吃饭，小家伙吃得满嘴是油，老奶奶耐心慈爱地为他擦干。小家伙毕竟是机器人，电池用完了，老奶奶会及时给他更换。

本以为岁月静好，两人从此能相伴到老。直到马戏团开演的那天，2012 年 7 月 5 号。那天老人早出晚归，担心了一天的小家伙，看到老奶奶回来赶紧冲上前去接过草帽。老奶奶咳嗽得越来越厉害，小家伙贴心地递上热茶。老人万分欣慰，从包里掏出一个瓶子，"看，奶奶给你带了你最爱喝的'饮料'。"小家伙还不忘撒娇，提醒老奶奶今天是 7 月 5 号，小镇上有两人最爱看的马戏表演。老人缓缓从口袋掏出两张票说："奶奶知道你爱看，早已经准备好了。"小家伙兴奋坏了，不知道该怎么表达，赶紧回屋取来老奶奶的草帽，准备出发去看马戏表演。但谁知回来后却看到老奶奶一动不动地躺在那里，怎么摇晃都没反应。他以为老奶奶也没电了，赶紧从屋里拿来一块电池，小心翼翼装进老奶奶口袋里，但老奶奶还是毫无反应。小家伙有点慌，着急地拿来所有电池放进老奶奶口袋里。老奶奶却纹丝不动，小家伙不知道怎么救她，趴在老奶奶怀里哭了起来。

日复一日，他依旧做着家里的各种事情，等待老奶奶醒来。直到自己的电池用光，恍惚间他拿起老奶奶常戴的草帽。再次"醒来"，老奶奶竟奇迹般地出现在了他的眼前。小家伙望着老奶奶高兴得手舞足蹈。等了这么多天，老奶奶终于回来接自己去看马戏团表演了……

分析：关于亲情、陪伴和死亡，是所有人人生必上的课程。短片中的老奶奶其实就是典型的"留守老人"，本该是享受子孙满堂、阖家欢乐的年龄，却独自一个人居住在小木屋里，从儿子的来信和老人落寞的表情中可以看出，老人的孩子很少花时间回家陪伴和看望。

> **知识链接**
>
> 中国传统上对于老年人的高龄褒义的称谓如下：
>
> 60 岁：耳顺之年、花甲之年、耆［qí］艾（古称 60 岁的人为"耆"）。下寿（古人以 60 岁为下寿）。
>
> 61 岁：还历寿。
>
> 70 岁：民间有"人到七十古来稀"之称。从心之年、古稀之年、悬车之年、杖围之年。
>
> 77 岁：喜寿。
>
> 80 岁：朝枚之年、朝枝之年、耄耋之年、伞寿、耋［dié］（指八九十岁的年纪）。
>
> 88 岁：米寿。
>
> 90 岁：上寿。
>
> 99 岁：白寿，指 99 岁，百少一为 99，故借指 99 岁。
>
> 100 岁：指百岁高寿。期颐。
>
> 108 岁：茶寿，茶字上面廿，下面为八十八，二者相加即得 108 岁。

2.2　老年人的身心特征

【名人名言】

岁老根弥壮，阳骄叶更阴。

——王安石

盈缩之期不尽在天，养怡之福可得永年。

——曹操

莫道桑榆晚，为霞尚满天。

——刘禹锡

老人是家庭的功臣，也是社会的财富。看一个时代文明不文明，首先要看老人幸福不幸福。熟悉与了解老年人的身心特征，才能让沟通变得更通畅、有效，也才能提升老人的幸福感。然而，老年人老年期的典型特征就是"老"，即老化、衰老的意思，而人的老化首先就是从生理方面开始的，这种生理特征的变化不仅体现在上述老年人的外观形态上，还反映在人体内部的细胞、组织和器官及身体各功能系统的变化上。

2.2.1 老年期的形态变化

形态上的变化包括细胞的变化、组织和器官的变化及整体外观的变化。

1. 细胞的变化

这一变化是人体衰老的基础，主要表现为细胞数的逐步减少。人体细胞大约有 60 兆，一般来说，每一秒钟就会死亡 50 万个，同时再生 50 万个。如此反复两年，人体的细胞差不多更换一新。但随着年龄的增长，再生细胞数越来越少，死亡数却越来越多。

日本学者长期研究认为，细胞数目的下降是导致衰老的主要原因。据研究测定，男性在 40 岁以后、女性在 20 岁以后细胞数就开始缓慢减少，70 岁以后更是急剧下降。除此以外，还会出现细胞分裂、细胞生长、细胞萎缩及组织恢复能力降低等现象。

2. 组织和器官的变化

由于内脏器官和组织的细胞数减少，脏器发生萎缩、质量减轻。据估计，70 岁老人的肺、肾、脑和肌肉的细胞数大致相当于 20 岁年轻人的 60% 左右，70 岁老人的脾脏和淋巴结的质量减为中年人的一半。器官在长期活动中的消耗和劳损也引起了功能减退。例如，心脏每时每刻都在不断地搏动，日久天长，就会使心脏的弹性减弱，心肌发生萎缩，功能不断衰退。

3. 整体外观的变化

随着年龄的增长，体态和外形也逐渐出现变化，主要体现在以下几个方面：

（1）头发。老年人的头发变白是一种明显特征，少数人在 30 岁前头发已经发白，随着年岁日增，白发的人数不断增多，在 60 岁以后，几乎所有人的头发都会变白。很多老年人还会出现脱发甚至秃顶等情况。

（2）皮肤。皮肤有了皱褶，变得粗糙，弹性减弱，出现老年疣、老年性色素斑及角膜上的老人环等。

（3）身高。人到老年时，身高逐渐变矮。据日本统计资料，30～90 岁，男性身高平均降低 2.25%，女性平均降低 2.5%。伴随这一变化，老年人会出现弯腰驼背等体征。

（4）体重。老年人体重的变化因人而异，有些人随年龄增长而逐渐减轻，变得消瘦，这是因为老年人细胞内的液体含量比年轻人减少 30％～40％；但也有的老年人体重逐渐增加，这是因为脂肪代谢功能减退导致脂肪沉积增加，尤其是在更年期内分泌功能发生退化以后更为显著。

（5）其他。肌肉松弛、牙齿松动脱落、语言缓慢、耳聋眼花、手指哆嗦、运动障碍等也是常见的老年人外貌特征。

需要指出的是，上述这些变化的个体差异很大，它与一个人的健康状况、生活方式、营养条件、精神状态和意外事件等因素都有密切关系。例如，所谓"一夜白头"，就是指人在遭受重大精神创伤后，会在短期内头发急剧变白，皮肤皱纹增多，顿时显出老态。当然，头发的变白和脱落程度往往也与家族遗传有关。另外，长期患有慢性病的人也可能会发生未老先衰的现象，这些与年龄不相应的老化现象是一种病理现象，不是自然的生理现象。

在生理功能方面，老年人也表现出明显的衰退趋势，主要体现在以下几个方面：

（1）贮备能力减少。这是全身组织器官与生理功能退化的结果，对于老年人来说，一旦环境发生变化或出现意外事故而处于紧张状态时，机体就难以应付，从而影响其正常的生理功能。例如，运动时供应所需能源的糖原贮存不足，机体不能及时提供能量，老年人就会因此难以承担重负荷或应付意外事件。

（2）适应能力减弱。老年人机体多种生理功能的减退，往往会导致内环境稳定性失调，而出现各种功能障碍。例如，短期内改变老年人的生活环境，可能会导致老年人出现水土不服、肠胃不适、睡眠不佳等现象。

（3）抵抗力下降。随着生理功能（特别是免疫功能）的衰退与紊乱，老年人的抵抗力明显下降，容易患上某些传染性疾病、代谢紊乱性疾病、恶性肿瘤等，如流行性感冒、一些肠胃疾病等。

（4）自理能力降低。随着机体的衰老，体力逐渐减退，老年人往往动作迟缓、反应迟钝，行动多有不便，容易出现意外事故，如老年人容易摔跤、跌伤、被刀、剪割伤等。

在老化过程中，生理功能的降低也同样存在个体差异，衰退情况各不相同，而且，同一个体的各个器官功能的衰退情况也不尽相同。但总的来说，机体的生理功能随着年龄的增长而发生的变化是有规律的，各个组织、器官系统将会出现一系列慢性退行性的衰老变化，并呈现出各自的特点。

2.2.2　老年期的心理变化

老年人在正常生理方面改变的同时，也发生着心理方面的改变，主要体现在以下几个方面：

（1）感知觉的退行性变化：人到老年后，感知觉是衰退最早的心理机能。具体表现为视觉退化，听力下降，味觉、嗅觉、触觉逐渐减退。

（2）记忆力下降：老年人记忆变化的总趋势是随着年龄的增长，而呈现下降的趋势，如放一件东西，过后就想不起放在哪里了；见到以前的同事、朋友，却想不起在哪见过面或叫什么名字等。据有关资料记载，经常用脑的老年人记忆力下降更为缓慢，但下降的进度却随个体的差异而不同。

（3）思维的年老变化：往往人到老年期后，随着社会、生活阅历的丰富，各方面能力的不断积累，逐渐完善，表现出更稳重的智慧，但思维能力却存在普遍下降的趋势，如思维比以前迟缓、反应速度不如以前等。

（4）社会生活的改变：年老退休，从原来的工作岗位退下，转而进入家庭生活，这是人生中一个重要的生活事件，面对角色变迁，要改变并建立新的生活秩序和生活模式，可能很难调整和适应。

（5）人格性格的变化：老年人的人格特征变化，有的表现为没有安全感，对自己身体功能变化敏感，担心自己得病；有的表现为孤独感，退休在家离开群体的失落感和信息缺乏感，空巢阶段老人的孤独感尤甚；有的适应性差，不接受新观念和新的生活方式，对新事物接受程度差，对事件的应变能力有所下降；有的行为拘泥、刻板，在解决问题时为了追求谨慎，决断速度减慢；有的趋于保守，注重经验性，观念保守，对子女不接受自己的经验方式不理解，发牢骚；有的心理由外部世界转向内部世界，总爱回忆起往事，遇事也易联想到往事；有的产生对死亡来临的恐惧等。他们对外界各种刺激往往表现出感受性较弱、反应迟钝等状况。

【案例 2.3】　国家二级心理咨询师张莉告诉《生命时报》记者，她在咨询中曾遇到一对老年夫妻性格互换的典型案例。

儿子结婚、女儿出国、自己退休，半年内经历了一系列变化的刘阿姨，并没像一些老人那样产生强烈的失落感，反倒兴致勃勃地计划起了自己的退休生活。她亲自送女儿到澳大利亚，尽情玩了一个月，刚回到北京，又和老友们商量要去骑行，并且很快做好了一年的出游计划。

老伴杨叔叔很不理解："年纪这么大，老胳膊老腿的，搞什么骑行，万一出点事怎么办？"老两口因为这件事产生了很大分歧，互不相让。儿子、儿媳束手无策，便建议父母找心理咨询师聊聊。杨叔叔对此反应激烈："我们又没病，为什么看心理医生！"刘阿姨却觉得这建议很好："你就是有病，观念陈旧，要是再不治治，我就跟你离婚，后半辈子周游世界去。"

憋着一肚子气，杨叔叔还是跟刘阿姨一起找到了张莉。"我是个建筑工程师，年轻时常不在家。她一个人照顾两个孩子，又要上班，辛苦了那么多年，现在总算退休了，孩子都不用我们管了，我就想在家好好陪陪她、照顾她，过过两人世界，可她现在整天往外跑，还搞什么骑行，我天天担心她出事。"杨叔叔的这份担心却没有得到刘阿姨的理解，在刘阿姨看来，老伴年轻时满世界跑，哪儿的风景都看过，已经玩够了。"我在家憋了一辈子，好不容易孩子大了，还不许我出去玩玩？现在不出去，过几年都走不动了。"

分析： 通过案例可以明显看出，老两口是恩爱的，只是退休后，两人的性格都发生了变化，打破了过去惯有的行为模式，才产生了矛盾和冲突。

在老年人经历的漫长岁月中，由于他们的遗传因素、所处环境、经济地位、文化背景、生活经历、受教育程度等条件不同，因而其性格表现千差万别。

老年人生理的改变也带来了心理方面的改变。心理学家将他们的表现分为以下类型：

（1）进取型：他们正视现实，克服体衰，积极参与社会活动。能有计划地安排自己晚年的学习、生活，发挥自己的专长，贡献余热。他们心胸宽广，不为小事苦闷、生气，因而能避免因情绪波动而影响健康。

（2）安乐型：这类老人承认或接受现实的自我，对现在或将来没有计划，无所追求、只想悠闲自得地生活。认为自己操劳了一辈子，该享点清福了，他们养花种草，钓鱼下棋。由于他们善于适应晚年生活，有利于消除孤独感、失落感，在心理上容易获得满足，因而生活得逍遥自在。

（3）抑郁型：他们较难以适应离开工作岗位、社会地位或角色发生变化的晚年生活。他们常常留恋过去，对人对事缺乏兴趣，对未来失去信心和希望。由于生活单调、空虚、无聊，心理上更增加了寂寞感、孤独感和不安全感，容易发展为抑郁症。

（4）易怒型：这类老人常为一点小事而大动干戈，特别是在家里动辄火冒三丈。他们不愿承认和接受自己已经衰老的现实，把自己不得志的原因归咎于他人，对一切缺乏兴趣。

（5）自责型：他们把自己的不幸归罪于自身，常自责自罪，悲观失望；对别人漠不关心，十分孤独。他们认为衰老和死亡并不是一种威胁，而是一种解脱。有的甚至用自杀来了却一生。

（6）偏执型：这类老人习惯于以固定的、僵化的思维模式去分析问题，固执偏激，情感不稳，也不愿接近亲友。

（7）拘谨型：这类老人往往谨小慎微，缺乏勇气、进取精神和上进心。这种心理状态往往降低了老年人的生理功能与心理功能，容易加速生理衰老和心理衰老的进程。

（8）混合型：有些老人的性格不稳定，有时呈现抑郁型，有时却表现出自责型，或者有偏执型的症状，这种老人的性格称为混合型，不能简单地下结论，应根据具体情况做具体分析。

2.2.3　老年人常见的心理问题及处理措施

1. 老年人常见的心理问题

（1）孤独。孤独是一种主观自觉与他人或社会隔离与疏远的感觉和体验，而非客观状态；孤独是一个人生存空间和生存状态的自我封闭，孤独的人会脱离社会群体而生活在一种消极的状态之中。心理学家弗洛姆认为，人也许能够忍受饥饿或压迫等各种痛苦，但却很难忍受所有痛苦中最痛苦的一种——那就是全然的孤独。孤独产生的原因很复杂，它是一种综合因素的产物，是每个人所遭遇的内外环境中的种种不利因素双重作用的结果。随着老年人社会角色的变化及身心特征的改变，如退休造成的生活落差、肌体衰老带来的痛苦和失落、熟悉的朋友不断离世的哀伤、子女不在身边的寂寞、离开工作后缺乏爱好的无聊……各种因素一层层地剥离着老人们内心的幸福感，也不断地加重着他们的孤独感，导致他们越来越抗拒身边的一切。

（2）抑郁。抑郁是一种极其复杂的病理性情绪，持续时间较长，抑郁程度和时间不定。年龄的增加可能会使心理年龄退化导致抑郁。一些慢性疾病如糖尿病、高血压也可能会导致抑郁。一些特殊的事件像是退休、老年丧偶、家庭经济条件等都可能会导致抑郁的发生。

（3）失眠。众所周知，老年人年龄越大，其睡眠质量也会越差，这是失眠的原因之一。生活中的各种矛盾会产生焦虑心理，使老年人出现失眠。不好的睡眠习惯和睡眠环境也会导致失眠。

（4）焦虑恐惧。对未来的不安感和内心的痛苦感，退休后的老年人不知道自己以后要去做什么，从而产生了焦虑感。部分老年人离开工作岗位之后，常常无所适从。总认为自己老了、不中用了，单位和家庭不再需要自己了。特别是一些领导干部，突然手中失去了权力，出门少了车接车送，也没了前呼后拥，更是心中感到失落，生活空虚，情绪不稳定，整天心事重重、沉默寡言、足不出户。老年人的恐惧感主要来源于疾病和死亡的威胁，由于病痛的折磨或受他人病痛的暗示，而产生恐惧心理，表现出对疾病的回避行为。而有些老年人出现这种恐惧并不完全是怕死，主要是对疾病的担心，担心患病后给子女带来负担、被人讨厌和冷落，得不到应有的照顾。

（5）自卑。老年人随着年龄的增长，生活能力逐渐下降，疾病也使老年人的自理能力下降导致其自卑心理的发生。人生的发展有着不可抗拒的自然规律，但作为老年人却极难十分客观、坦然地接受自我衰退现象。老年人随着年龄、生活的变化，身体多病和功能衰退，对退休后的无所事事的生活不能适应，认为自己成了家庭和社会的累赘，失去存在价值，对自己评价过低，而产生无用、消沉、悲观感，生活抑郁，寡言少语，整日闷闷不乐。衰退无用感一经产生，就意味着一个人精神已经老化，失去了生活的意愿和积极性。

（6）空巢综合征。空巢家庭是指子女长大成人后从父母家庭中相继分离出来，只剩下老年人独自生活的家庭。特别是老年人，一旦面对"空巢"，他们会觉得在感情上和心理上失去了支撑和依靠，觉得自己的存在对子女不再有价值，因而陷入无趣、无欲、无助的"老年空巢综合征"状态，甚至出现自杀的想法和做法。这些不良情绪还会导致失眠、头痛、乏力、食欲缺乏、消化不良、心律失常等系列的躯体症状，甚至会导致高血压病、冠心病、消化道溃疡等疾病。

（7）固执易怒。老年人对于新的观念或新的技术不容易学习且吸收，相对地喜欢墨守成规，坚持传统与老办法，想以不变应万变。主要表现在对待一些问题的看法比较固执，坚持自己的观点，即使观点明显不符合实际，对他人的分析和意见往往也听不进去，认为自己的意见就是权威，特别是在家中的表现更为突出。当自己的意见被否定后，就表现得很不耐烦、整天唠叨不停、不开心等。

（8）孩童幼稚。大家知道年老的人会多少变得像"老小孩"。遇事容易一会儿高兴，一会儿生气，反复无常。这种老小孩现象，在女性和文化素质偏低者中较为多见。这种现象，也可说是一种心理上的自卫，以较年幼的心情来看复杂的现实，也可说是一种理性境界的表现，看透了繁华的外界，只欣赏纯洁且单纯的境界。

（9）怀旧心理。人是有感情的，很容易留恋过去，老年人更是如此，最喜欢回忆过去，喜欢和人们谈论过去的事，特别是当谈到自己的亲身经历时，非常激动，虽然老年人对自己讲过的东西很容易忘记，却又要一遍一遍地反复讲述，从而给人留下"树老根多，人老话多"的印象。

（10）丧偶后的心理变化。经历了几十年的沟沟坎坎和磕磕绊绊后，两个人正相携安度晚年之时，倘若其中一方"先走一步"，必定会给另一方在精神上造成巨大的创伤。有的老年人仿佛失去了精神支柱，悲哀、彷徨、失落、孤独、无依等情绪交织在心中，丧失了继续生活下去的信心与勇气。老年人再婚心理：老年人再婚考虑的问题，和年轻人的婚姻不同，种种疑虑会笼罩在他们心头，如怕儿女不同意。虽说"满堂儿女不如半路夫妻"，老年人虽有再婚的自由和权利，但如为此导致家庭不睦，儿女远离，日子也过不好。另外，老年人也经常怕别人的鄙视。

2. 老年人心理问题的预防及处理措施

（1）注意保健，防治疾病。身体是否健康常会影响心理健康的水平。因此，要求心理健康必须注意身体健康。如果有条件，老年人最好每年检查一次身体，及时发现疾病，早做治疗。当发现身体某处不适时，应及时去医院做检查。在医生诊断之前不宜过分疑虑，否则思虑过多，心情抑郁，反而容易降低对疾病的抵抗力。有病首先是不要紧张，要镇静地面对现实积极治疗。过去认为是不治之症的癌症，现在只要早期发现也有较多办法对它进行控制。心脏病、高血压等，只要按时服药，注意起居有节律，避免情绪波动，同样可以缓解甚至治愈的病例。

（2）知足常乐。我国古代很讲究养生，其中重要的一条就是乐天知命，知足常乐。知命也就是了解世界上事物发展的规律；乐天就是乐观地对待事物的发展。老年人应乐观对待自然现象中的规律，如正确认识"生老病死"这条自然规律，无论谁都无法抗拒，人总是免不了要生病、要衰老、要死亡的。知足常乐是一条较适合老年人的生活哲学，知足常乐主要是指心平气和地应付出现的各种困境，既不盲目乐观，也不自寻烦恼。具体地讲，知足常乐就是要求老年人能宽容、体谅；能自我安慰、自我调节。世界上没有十全十美的事情，不要有过高的奢望和要求，也不要过分自责、自卑。知足常乐能使老年人在任何环境下都保持乐观情绪，避免因事情不顺利而可能引起的种种烦恼。

（3）保持良好的情绪。俗话说得好"笑一笑，十年少；愁一愁，白了头。"情绪的好坏与健康密切相关。心情愉快会使食欲增加，呼吸、脉搏、血压平稳，有利于老年人的身体健康。而愤怒、忧愁、惊慌、恐惧等消极情绪常使血压升高，食欲减退，心理上的痛苦必然导致肉体上的不适。久而久之，会影响健康，加速衰老。老年人要学会调节自己的情绪，忧愁时要释放、娱乐；思虑时要分散、消遣；悲伤时要转移、倾诉；惊慌时要镇静、沉着；过喜时要收敛、抑制；愤怒时要制怒、宽容……只有这样，才能心情开朗，才能时刻保持积极向上的心理状态。

（4）活动不止。老年人参加各种活动能增强自己的体质，克服或延缓增龄所带来的各个器官功能的衰退。当然不能像年轻人那样进行剧烈的活动，而是根据自己的体质和兴趣，有选择地、有规律地进行活动。康复锻炼可增强消化吸收，增加全身各个器官的血液供应，促进新陈代谢。康复锻炼有助于缓解脑力劳动带来的疲劳，能锻炼神经系统对疲劳的耐受能力，增进大脑兴奋与抑制过程的转化能力，从而加强神经系统的稳定性，提高反应性和灵活性，使人精力充沛，思维敏捷，情绪乐观稳定。

（5）有规律的生活。保持日常生活的规律性，能够促进人体生物钟的正常运行，能够有效促进老年人的身心健康。因此，老年人要使自己的心理长久不衰，务必要使自己的生活规律化。要养成良好的生活习惯，起居正常，不熬夜、不贪睡、不吸烟、不酗酒、勤洗澡、勤更衣。饮食有节，营养合理，不贪食，不节食，定时定量，粗细粮混食，荤素搭配，定期进行身体检查。

（6）加强人际交往，回归社会，参加各种形式的社会活动。加强人际交往对老年人来说，是不可忽视的晚年生活的动力源泉之一。如果老年人之间缺乏信息的传递，就会感到空虚、抑郁，不与人交往还会促使脑细胞衰退。老年人要避免社会退缩的不良行为，应深感社会生活的重要性，通过各种方式，走向社会，积极与他人交往，主动保持与外界联系，从社会生活中找到精神寄托和生活动力，参加老年教育，发展自我，为社会发挥余热，老有所学，老有所为，使老年人从中体验到归属感与成就感，并提升自尊感。

（7）家庭和社会的关心。老年人和未成年人一样，需要家庭和社会的关心，家庭环境的好坏直接影响老年人的心理健康。和睦温馨的家庭，能使老年人心情欢快，生活幸福，不良的心态自然消散，老年人要处理好夫妻关系，互相尊重、互相敬爱、互相信任、互相体贴、互相关照、互相谅解、互相安慰；子女应尽自己赡养、孝敬老年人的责任，要多从物质上和精神上关心老年人，让老年人享受到儿孙绕膝、晚辈嘘寒问暖的天伦之乐；家族姻亲间的和睦交流可增强归属感，消除孤独感，也有益于某些老年人家庭矛盾和困难的解决。

在全社会营造尊重、孝敬老年人的伦理大环境，减轻他们的心理负担，使之老有所依、老有所养。尊敬、关心老年人是和谐社会的传统美德和责任，是社会发展和文明进步的象征。

【案例 2.4】 最近，由于赵大妈女儿的工作单位给其派了外地的工作任务，女儿对于老人的生活和安全问题不放心，就让赵大妈暂时住到养老院去。刚刚到养老院住的赵大妈还能坚持，但是随着时间的推移，赵大妈越来越焦虑，情绪也越来越烦躁。晚上失眠，白天坐立不安，还经常把电话打到女儿的单位。

问题：案例中的赵大妈属于什么心理问题？应如何对其进行心理辅导？沟通要点是什么？

分析：案例中的赵大妈由于与子女分离，产生了孤独感和焦虑情绪。对其进行心理辅导要找到产生问题的源头，护理员及子女要关心和关注老人，使老人摆脱焦虑。沟通中要把子女不能经常看老人的原因分析到位，并且也给老人机会进行更多的参与性活动。

（8）离退休老年人的心理调适。离退休或即将退休离岗的老年人，要正确认识离退休是我国的人事劳动制度，是社会生活中的正常现象，是任何人都要经历的。它不仅不是社会对自己的抛弃，而正是社会对自己人生价值的肯定，离退休老年人都应培养适应自己需要的情趣和爱好，学会勇敢、科学地与疾病做斗争。社会要在思想上关心离退休老年人，使他们能够跟上时代前进的脚步，应定期组织他们进行一些时事形势教育和政策法规教育，组织他们参加一些有教育意义的参观考察活动，以开阔他们的视野。

（9）丧偶老年人的心理调适。当丧偶老年人的情绪极度悲伤时，可以通过各种方式尽情地宣泄，如在亲友面前倾诉或大哭一场等；把去世伴侣的遗物暂时收藏起来，以免睹物思人，也可让丧偶老年人到亲友或子女家小住一段时间，设法转移老年人的注意力，接触外面的世界，多结交朋友，多参加有益的文体活动。如果这种紧张、焦虑、悲观、抑郁情绪持续 1～2 个月仍不消退，就应正确面对现实，积极主动地求助心理医生进行心理疏导，必要时辅以药物治疗。最后应当指出的是，丧偶老年人的心理调适在很大程度上取决于家庭和社会环境。无论是子女，还是亲朋好友，对他们都应理解、体谅、关怀，给以必要的支持，帮助他们树立生活的信心，让他们迎着火红的夕阳，坚强、乐观地生活下去。

【案例 2.5】　王明，今年 60 周岁，从领导岗位退休回家后，不愿与过去的同事和朋友来往，一直闭门不出，常常独坐一隅发呆，有时暗自感叹人走茶凉的悲哀，感到无奈的孤独和寂寞。长期的情绪低落，使王明的思维明显变得迟钝，记忆力也有所下降。

问题：案例中的王明属于什么心理问题？应如何对其进行心理辅导？沟通要点是什么？

分析：王明是一位已退休的老人，退休初期难以适应退休生活，心理、身体出现了不适，情绪低落，思维明显迟钝，记忆力有所下降。对其心理辅导要强调退休不仅不是社会对自己的抛弃，而是社会对自己人生价值的肯定。离退休老人都应培养适应自己需要的情趣和爱好，学会勇敢科学地与疾病做斗争，尽快适应离退休生活。护理员和家属要积极与老人沟通，并组织一些活动引导老年人尽快走出退休初期的不适应阶段，享受老年生活。

【实训】

请结合专业所学，进行一次即兴演讲，主题为当你老了。

当你老了

老年人，一个我们再熟悉不过的字眼，生在中国这样一个人口老龄化的国家，就更要求我们要从小事做起、从现在做起、从我做起，尊老敬老、爱老助老，而要真正落实这一切，我们又应该如何做呢？

翻开历史的书卷，走进时代的海洋，或许我们能寻到想要的答案。伟大的政治家、思想家、教育家孔子曾说过，做儿女的，能活下来，是因为有父母的养育。战国时期孟子说过，老吾老以及人之老。东汉时期，董永在父亲亡故后，卖身至一富家为奴，换取安葬父亲的费用。敬爱的毛泽东主席，在家乡的宴饮上，向一位 70 多岁的老人敬酒。敬老爱老的事迹，数之不尽，敬老爱老的人，不分等级。其实，我们要尊敬爱护老年人源自：

第一，是因为阴阳调和，万物源起，是他们，给了我们生命，是他们，哺育我们成人。他们用青春滋养我们成长，而岁月，却在他们的脸上留下无情的皱纹。在岁月的沉淀下，他们如一本旧书，明理和涵养已浸入内里，多陪老年人说说话，别让他们被孤独封存在岁月的长河里，多陪老年人聊天，他们的智慧与经验将会帮助我们拭去俗世的虚假与浮华。

第二，老一辈人用他们的辛勤奋斗，为我们创造了今天的幸福生活，没有他们曾经的艰辛，就没有我们今日的喜乐。如今，当年意气风发的他们，再不能指点江山、激扬文字，面对重新归于平凡的他们，我们能做的，就是尽我们的努力，让他们享受颐养天年的乐趣，也只有这样，才能在享受着他们奉献的同时，无愧于心。第三，春秋交替，岁月流转，有一天，我们也会老去，从为人子女到为人父母，才会恍然明白父母亲人的不易，不要让自己真的到了那个时候，才后悔莫及，今天多付出一点，关爱今天的老年人，就是关爱明天的自己。

21世纪，一个物欲横流、飞速发展的新时代，而在这样一个新时代，我们更要继承和发扬中华民族敬老爱老的优良传统。

习近平曾发表讲话，尊老爱老是中华民族的传统美德，爱老助老是全社会的共同责任，要让所有老年人老有所养、老有所依、老有所乐、老有所安。

构建和谐社会迫切需要我们敬老爱老。让我们在新世纪，践行社会主义核心价值观，高举敬老爱老的伟大旗帜，贡献出我们全部的爱心和孝心，从我做起，让世界处处阳光灿烂！

2.3　我国老龄化社会的现状

2.3.1　人口老龄化的含义

人口老龄化是指人口生育率降低和人均寿命延长导致的总人口中因年轻人口数量减少、年长人口数量增加而导致的老年人口比例相应增长的动态。老龄化有两个含义：一是指老年人口相对增多，在总人口中所占比例不断上升的过程；二是指社会人口结构呈现老年状态，进入老龄化社会。根据1956年联合国《人口老龄化及其社会经济后果》确定的划分标准，当一个国家或地区65岁及以上老年人口数量占总人口比例超过7%时，则意味着这个国家或地区进入老龄化。1982年，维也纳老龄化问题世界大会确定60岁及以上老年人口占总人口比例超过10%，意味着这个国家或地区进入严重老龄化。

2009年开始，我国迎来人口老龄化社会以来的第一次老年人口增长高峰，老年人口增速加快，高龄老人和丧失生活自理能力的老人大幅增加，空巢化趋势日益突出。截至2008年年底，我国60岁以上老年人口已接近一亿六千万人，占总人口的12%，即全国人口将近1/8是老年人。

随着老龄化的加重，中国老年人的比重越来越大，2011年我国老年人口比重达13.7%。

截至2011年年底，根据全国老龄委的统计，中国60岁及以上的老年人口约有1.9亿，占总人口的14%。2013年，这一数字将突破2亿，预计到2050年老年人口将达到全国人口的1/3。

2020 年 2 月 28 日，国家统计局发布《中华人民共和国 2019 年国民经济和社会发展统计公报》显示，截至 2019 年年底，60 岁及以上人口已达 25 388 万人，占总人口的 18.1%。其中，65 岁及以上人口达 17 603 万，占总人口的 12.6%。随着数量的不断增加，老年人面临着养老、医疗及精神赡养等诸多问题，值得社会各界关注。

2021 年 5 月 11 日，第七次全国人口普查结果显示，中国 60 岁及以上人口为 26 402 万人，占 18.70%，其中，65 岁及以上人口为 19 064 万人，占 13.50%。人口老龄化程度进一步加深。

2.3.2　我国人口老龄化的特点

(1) 老年人口规模庞大。2.6 亿 60 岁及以上人口中，65 岁及以上有 1.9 亿人。

(2) 老龄化进程明显加快。2010—2020 年，60 岁及以上人口比重上升了 5.44 个百分点，65 岁及以上人口比重上升了 4.63 个百分点。与上个 10 年相比，上升幅度分别提高了 2.51% 和 2.72%。

(3) 老龄化水平城乡差异明显。从全国看，乡村 60 岁、65 岁及以上老年人的比重分别为 23.81%、17.72%，比城镇分别高出 7.99% 和 6.61%。

(4) 老年人口质量不断提高。60 岁及以上人口中，拥有高中及以上文化程度的有 3 669 万人，比 2010 年增加了 2 085 万人；高中及以上文化程度的人口比重为 13.90%，比 10 年前提高了 4.98%。

2017 年 10 月 18 日，习近平同志在十九大报告中指出，实施健康中国战略，积极应对人口老龄化，构建养老、孝老、敬老政策体系和社会环境，推进医养结合，加快老龄事业和产业发展。

2019 年 11 月，中共中央、国务院印发了《国家积极应对人口老龄化中长期规划》。《国家积极应对人口老龄化中长期规划》近期至 2022 年，中期至 2035 年，远期展望至 2050 年，是到 21 世纪中叶我国积极应对人口老龄化的战略性、综合性、指导性文件。

未来趋势预测，到 2025 年，我国 60 岁以上老年人将达到 3 亿，占比例为 21%，65 岁以上老年人比例也将达到 13.7%，接近深度老龄化社会。我国将在 2027 年进入深度老龄化社会，即 65 岁以上老人比例高于 15%。而 2025 年我国经济仅仅是 2014 年智利、波兰的水平，仍然是发展中国家。

2030 年，我国 60 岁以上老年人比例将接近 1/4，65 岁以上老年人比例将达到 16.2%。

2035 年，联合国预计中国人口老龄化将超美国。

2040 年，我国 60 岁以上老年人比例将达到 30%，65 岁以上老年人比例将达到 22%，进入超级老龄化社会。

2050 年，我国 60 岁以上老年人数量将达到 4.34 亿，比例达到 31%，65 岁以上老人比例会达到 1/4，达到日本的水平。而那时候日本 60 岁以上的老人会占全国一半。

2010—2040 年，是我国老龄化社会迅速发展的时期，因为从 2010 年开始，建国之后婴儿潮出生的婴儿相继步入老年，直到 2040 年。因为 1980 年开始实行计划生育政策，大幅减少了出生人口的数量，所以，自 2040 年开始，我国老龄化速度会有所减缓。但是 2040 年之后我国老年人比例却仍然居高不下，长期徘徊在 30% 左右。

2.3.3　我国老龄化社会带来的压力与机会

面对严峻的人口老龄化形式，一方面给社会带来的巨大压力和挑战；另一方面也带来了相应的机会。

1. 老龄化社会的压力和挑战

从人口经济学的角度考察，人口老龄化对经济发展一般具有负面作用，需要积极应对。负面影响不仅体现在社会抚养的人口负担增大，而且通过影响消费、储蓄、劳动人口数量和质量、劳动生产率而体现出来。

（1）人口老龄化导致被抚养人口负担增大。随着人口老龄化的发展，领取退休金和养老金的人数将不断增加，社会保险、社会救济和医疗卫生等社会福利的支出将不断增加。国民生产总值中用于老年人的费用份额大幅度增加，势必限制社会扩大再生产，影响生产部门的资本投资和经济效率的提高，加重国民经济的负担。因而，随着人口老龄化的发展和平均预期寿命的延长，可适当延长退休年龄限制，以减少老年被抚养人口，使扩大再生产的积累基金相对增加。

（2）人口老龄化对消费的影响。就一个国家的整体消费而言，在老龄化过程中，消费支出呈现逐渐扩大趋势；在老龄化社会，消费支出则呈现减少趋势。随着人口老龄化的迅速发展，这就在某种程度上抑制了经济发展。在这种情况下，一方面，应适当提高劳动年龄上限；另一方面，可适当扩大社会养老保险制度的覆盖面和提高退休金标准，通过提高老年人的收入水平和购买力，促进消费增长和"银发市场"的繁荣。

（3）人口老龄化对储蓄的影响。人口老龄化对增加储蓄也会产生相当的减退效果，这主要是由养老金制度的推广引起的。根据经济学理论，储蓄等于投资，储蓄减少等于投资减少，从而对经济发展产生不利影响。因此，强化个人储蓄养老，筹措养老基金，成为资本投资的重要来源。

（4）人口老龄化对劳动人口数量和质量的影响。随着老年人口比重上升，劳动年龄人口所占比重相应下降，不利于经济发展。而且，老年劳动力较难适应快节奏的生产活动，特别是在劳动密集型的生产中，不利于劳动生产率的提高。

（5）人口老龄化对提高劳动生产率的影响。老龄劳动力接受新的知识和科学技术比青壮年要慢，对新兴产业的适应能力相对较弱，企业的新产品开发和技术革新也受到一定影响。在科学技术迅速发展、知识进步速度加快和竞争日趋激烈的情况下，劳动力人口老龄化对劳动生产率的提高和经济增长更显不利。

2. 老龄化社会的机会

（1）充分利用老年人力资源。人口老龄化，使青年劳动力数量相对下降，老年人所占比例不断上升。虽然在体力上不占优势，但他们的阅历和经验足以弥补这一点。开发老年人力资源，在实现了老年人价值，增加其收入的同时，还能有效弥补劳动力供给不足的缺口，减少养老金支出，促进经济增长，可谓一举多得。如现在较为普遍的医生、教授和科研人员的返聘，就充分发挥了老龄高级人才的作用。另外，还可以大力发展老龄教育，普及老年人口职业技能教育，满足部分老年人希望回归社会，重新就业的强烈愿望，为社会提供更多的劳动力资源。

（2）大力发展夕阳产业。目前，我国的老龄产业还远远不能满足老年人口的需求，随着经济的发展，老年人的养老金、退休金不断上升，他们的购买力十分可观，然而可供老年人消费的市场依然较窄，这从各地养老院床位紧张可以充分看出。一些环境好、服务好的养老院甚至需要提前几年才能预订得上。我国是老年人口大国，拥有巨大的消费潜力和广阔市场，如果能充分利用好这一契机，针对老年人的需求开发相关产品和服务项目，如专门针对老年人的营养食品、服装、旅游线路、医疗服务及养老机构，将极大丰富社会需求，创造更多新的工作机会，缓解社会就业压力，给经济发展带来强大的动力。

（3）建立农村养老保障体系。如今，大量的农村青壮年剩余劳动力纷纷涌入城镇就业，在城镇买房置地，孩子在城市接受教育，实现了农民工市民化。而大量老年人却依然留守在农村，造成了农村老年人比例的上升，导致农村老龄人口"老无所养"问题突出，农村居民的养老保障制度亟待建立。这就要求加快健全和推广农村新型合作医疗制度与医疗救助制度，并且根据农村老年人的需要，将养老政策向农村倾斜，大力发展农村社区服务，兴建村级老年人服务设施，满足广大农村老龄人口的养老需求。

我国有大量产业资本、民间资本投向养老服务业。未来的发展一定要充分尊重老年人的意愿，按照分层分类的原则，用精准的政策来引导民间资本，真正发展好养老服务业。这应当是大有作为的产业，因为老年人口会越来越多，需要的社会化服务也会越来越多。所以，人口老龄化带给我国的不全是挑战，还有机遇。不全是消极的，也有重塑国民经济结构、就业结构，进而带来新经济增长点的机遇。

2.3.4　我国人口老龄化的对策

人口老龄化是经济、社会、科技发展的产物。发达国家大部分早在 50 年前就已进入了老年型国家的行列，我们不必有"恐老症"。人口老龄化是一个影响许多领域的重要趋势，迎接人口老龄化的挑战，必须把它作为一个战略性的大问题全面规划。

（1）尽早建立和健全养老保险制度。我国养老保险制度的重要性在于：建立完善的养老社会保障体系，为广大参保职工生活和离退休人员提供适当水平的基本生活保障；它是国有企业改革和经济结构调整的迫切需要；有利于改善居民对改革的心理预期，增加即期消费，促进我国经济的持续快速增长，是应对人口老龄化的需要。

（2）建立全覆盖的老年医疗健康保险制度，逐步实现健康老龄化。按照人的生命周期的生理演变，人的一生 80% 的医疗费用在 60 岁以后。但目前大部分老年人存在看病难的问题，主要因为医疗保险制度过度市场化和本身经济收入拮据，看病太贵，无钱看病，有了病也只能"硬撑着"。至于农村，由于合作医疗未能普及，许多地方缺医少药，使农村老年人看病更难。

要建立全覆盖的老年医疗保险制度。与总人口相比，现阶段的老年人具有高患病率、高伤残率、高医疗利用率的特点。老年人大多数都有慢性疾病，位于前五位的疾病依次是循环系统疾病、呼吸系统疾病、肌肉骨骼结缔组织疾病、消化系统及其附属器官疾病。身体机制的退行性改变和疾病导致了老年期伤残及自理能力下降。76.7％的60岁以上老年人存在不同程度的视、听、语言、智力等功能方面的残疾，是总人口平均水平的3.6倍。因此，要为老年人提供基本保险，满足他们的基本医疗需求，使老年人及其家庭不致因为疾病导致个人危机。另外，要注意面向社会、家庭和老年人进行健康教育，努力满足基本医疗需求。在农村要探索多种形式的健康保障，逐步建立城乡医疗救助制度，实现健康老龄化。疾病和伤残并不是老年期的必然产物，通过努力可以把它们压缩到生命最后的较短时期内，这是老年人及其家庭乃至老龄化社会的期望。在促进老年人的全面健康对策中，要在逐步妥善解决老年人物质生活的同时重视老年人的文化素养，提高老年人的生活质量，促使老年福利、老年文化、老年体育等事业的发展，为广大老年人安度晚年提供良好的环境。

（3）要让老年人融入充满活力的经济社会生活，充分发挥老年人力资源优势，并认识老年的价值，愉快安度晚年。健康寿命延长意味着工作年限的延长将成为可能，总的劳动力生产成本会下降。我国实行性别、职业差异的退休年龄制，与那些预期寿命与我国同水准的国家相比，我国的退休年龄普遍较低。从而两种现象不可避免：一是退休人口大量隐性就业；二是退休时工龄越长养老待遇往往也就越优越。后一种现象也就意味着求学时间越长，退休比同龄人的养老金会更低，这既不公平也不合理。因此，实行弹性退休年龄制度，有利于老有所为，有利于身心健康和延年益寿。能有效合理使用人力资源，鼓励和引导老年人从事教育传授、社会公益、社区服务和老年服务等活动。变隐性就业为显性就业，既不新增就业压力，又能客观实现提高适龄人口就业率目标向提高总人口就业率目标的过渡，有利于完善劳动力市场，开拓新的就业渠道。

（4）要尽快建立农村养老制度。推广实施社会基本养老制度不仅在城市，即使在农村也日显其重要与紧迫。未来我国养老问题的难点在于农村，重点也在于农村。广大农村由于家庭规模逐渐萎缩，子女数量持续下降，青壮年劳动力大量流入城市，农村人口老龄化的动态速度也在加快。由于农村老年人数量极大，农民本身又有土地使用权，因此从主体来说，农村养老应以家庭为主，社会为辅，提倡老年人自养，树立自我养老意识。对于农村"三无"老人，继续实行"五保"制度。对于遵守国家生育政策形成的独子（女）户、双女户，继续推行计划生育养老保险。

另外，还要积极推进社区养老建设，发挥社区养老功能。现在全国各地都在创造多种养老模式，以大连为例，就有机构养老、小型家庭养老院、日托养老、居家养老、异地互动养老、合资养老等模式。

【案例2.6】 冬天到海南尽享明媚阳光，夏天到北戴河感受清凉海风……这样的晚年生活，想必是许多老年人所向往的。如今，这种"季节性养老"的休养方式，受到越来越多的老人认可。老年人在每年酷暑和严寒之时选择把"家"搬到温度适宜的异地养老机构，避免极热、极寒天气对身体的不良影响，享受一段有人照料的时光，让晚年生活既健康又时尚。

"异地互动养老"是由民政部 2004 年发起的一项活动，是指老年人离开现在居住的城市，到全国指定的外地养老院养老，享受特色养生、医疗保健、旅游观光等系列服务的全新养老模式。据调查，不少老年人退休后都赋闲在家、生活能够自理，既想有人陪伴，又不愿意长年累月在养老院待着。而异地互动养老这一模式恰恰符合了这些老年人的心意，包括旅游养老、度假养老、回原籍养老等。在大城市人满为患、物价高昂的现实下，"异地互动养老"越来越获得城市老年人的认同，并成为一种市场或民众的自发选择。越来越多的老年人，准备逃离城市，找一个舒适安逸的地方，享受幸福的生活。

分析：老年人选择养老模式时，往往会综合考虑经济收入、养老成本、健康状况、便利程度等因素。随着"旅居养老"理念兴起，选择"异地养老"的老年人也不断增多。"异地养老"不但提升了老年人的幸福感，而且优化了资源配置。

（5）积极发展老龄产业，开拓老年消费市场。老年人口的特殊需求推动老龄产业发展。所谓老龄产业，就是指由老年消费市场的需求增长带动而形成的特色产业。其包括所有有关满足老年人特殊需求的商品生产、日常生活、销售和服务等经济活动，应对老龄产业的发展持积极乐观态度。第一，我国老年人口绝对数多，老年消费市场规模庞大。第二，我国人民生活水平逐步提高，城乡居民收入稳定增长。第三，我国地区间差异大，需求层次多，为发展老龄化产业提供了多种选择。第四，社会化服务需求在增加。第五，城市老年人的消费潜力不可低估。

发展老龄化产业的根本目的是提高老年人的生活质量，而不仅仅是为经营者获利，为此，政府从多方面创造条件支持老龄化产业发展，包括给予政策优惠和扶持。考虑到当前老年人口总体收入水平较低，对老年人生活服务市场政策中采取低税或免税的优惠政策，使从事此类市场的经营者能有适当营利和拓展产业的能力。可见，经营老年产业必须坚持社会效益与经济效益相结合。

应对人口老龄化社会的到来，还要树立和发扬尊老助老的社会风尚，提倡中国传统文化中优秀的孝文化：赡养父母，对父母要和顺，要尊敬父母，要精心对待父母的老年生活和疾病。

中国人口老龄化是新的人口社会经济问题，是一种挑战，但并不可怕。西方的金融经济危机不是人口老龄化惹的祸。人口老龄化不是经济发展的堰塞湖，全中国的老年人，全世界的老年人，一定会大有作为！

拓展阅读

　　为积极应对人口老龄化，按照党的十九大决策部署。近日，中共中央、国务院印发了《国家积极应对人口老龄化中长期规划》（以下简称《规划》）。《规划》近期至 2022 年，中期至 2035 年，远期展望至 2050 年，是到 21 世纪中叶我国积极应对人口老龄化的战略性、综合性、指导性文件。

《规划》指出，人口老龄化是社会发展的重要趋势，是人类文明进步的体现，也是今后较长一段时期我国的基本国情。人口老龄化对经济运行全领域、社会建设各环节、社会文化多方面乃至国家综合实力和国际竞争力，都具有深远影响，挑战与机遇并存。

《规划》强调，积极应对人口老龄化，是贯彻以人民为中心的发展思想的内在要求，是实现经济高质量发展的必要保障，是维护国家安全和社会和谐稳定的重要举措。要按照经济高质量发展的要求，坚持以供给侧结构性改革为主线，构建长远的制度框架，制定见实效的重大政策，坚持积极应对、共建共享、量力适度、创新开放的基本原则，走出一条中国特色应对人口老龄化道路。

《规划》明确了积极应对人口老龄化的战略目标，即积极应对人口老龄化的制度基础持续巩固，财富储备日益充沛，人力资本不断提升，科技支撑更加有力，产品和服务丰富优质，社会环境宜居友好，经济社会发展始终与人口老龄化进程相适应，顺利建成社会主义现代化强国，实现中华民族伟大复兴的中国梦。到2022年，我国积极应对人口老龄化的制度框架初步建立；到2035年，积极应对人口老龄化的制度安排更加科学有效；到21世纪中叶，与社会主义现代化强国相适应的应对人口老龄化制度安排成熟完备。

《规划》从5个方面部署了应对人口老龄化的具体工作任务。

一是夯实应对人口老龄化的社会财富储备。通过扩大总量、优化结构、提高效益，实现经济发展与人口老龄化相适应。通过完善国民收入分配体系，优化政府、企业、居民之间的分配格局，稳步增加养老财富储备。健全更加公平更可持续的社会保障制度，持续增进全体人民的福祉水平。

二是改善人口老龄化背景下的劳动力有效供给。通过提高出生人口素质、提升新增劳动力质量、构建老有所学的终身学习体系，提高我国人力资源整体素质。推进人力资源开发利用，实现更高质量和更加充分就业，确保积极应对人口老龄化的人力资源总量足、素质高。

三是打造高质量的为老服务和产品供给体系。积极推进健康中国建设，建立和完善包括健康教育、预防保健、疾病诊治、康复护理、长期照护、安宁疗护的综合、连续的老年健康服务体系。健全以居家为基础、社区为依托、机构充分发展、医养有机结合的多层次养老服务体系，多渠道、多领域扩大适老产品和服务供给，提升产品和服务质量。

四是强化应对人口老龄化的科技创新能力。深入实施创新驱动发展战略，把技术创新作为积极应对人口老龄化的第一动力和战略支撑，全面提升国民经济产业体系智能化水平。提高老年服务科技化、信息化水平，加大老年健康科技支撑力度，加强老年辅助技术研发和应用。

　　五是构建养老、孝老、敬老的社会环境。强化应对人口老龄化的法治环境，保障老年人合法权益。构建家庭支持体系，建设老年友好型社会，形成老年人、家庭、社会、政府共同参与的良好氛围。

　　《规划》要求，坚持党对积极应对人口老龄化工作的领导，坚持党政主要负责人亲自抓、负总责，强化各级政府落实规划的主体责任，进一步完善组织协调机制。推进国际合作，推动与"一带一路"相关国家开展应对人口老龄化的政策对话和项目对接。选择有特点和代表性的区域进行应对人口老龄化的工作综合创新试点。建立健全工作机制、实施监管和考核问责制度，强化对规划实施的监督，确保规划落实。

本章小结

　　本章主要引领大家认识老年人，了解老年人的身心特征、老龄化社会的发展等。这一单元包含了三个主要内容：认识老年人及老年期、老年人的身心特征及老龄化社会。通过学习能够了解老年人的划分及老年人的身心特征，学会分析老年人常见的心理问题，并运用学习的知识进行老年人常见心理问题的识别与处置。了解我国老龄化社会的现状，正确认识当前我国的政策及国情，强化专业认同感。

情境回放

　　陈某出现问题既有个人的主要原因，也有家庭的原因和社会的原因。

　　（1）个人原因方面：

　　1）年龄方面：陈某刚进入老年这一阶段，老年人接受新事物的相关资深能力下降，往往故步自封，还按照自己以前的生活方式去生活。别人把自己称为老年人，口口声声地叫"老人家""老前辈"，使案主极易产生迟暮之感，从而生活态度越来越消极。

　　2）身体方面：随着年龄增长，身体机能衰退。近来食量减少，身体素质下降，很少进行身体锻炼。

　　3）精神方面：陈某退休后生活变得很清闲，无所事事，感觉比较空虚。时间长了便会意志衰退，情绪消沉，从而加速生理上的衰退和心理功能的降低。

　　（2）家庭原因方面：案主陈某与老伴住在一起，儿女在外地工作，很少回家，和儿女的情感交流少了，隔阂加深，由于缺少儿女的照顾和关怀，老人感到被儿女冷落，两位老人经常会有寂寞感……

　　（3）社会原因方面：……

　　护理员沟通要点：

　　了解原因，积极地进行沟通，建议增加老人的社会性活动，建议与子女多加沟通……

"课岗证赛" 融通实训

实训名称	新闻发布会——老龄化社会的现状		实训学时	2
实训方法	调查讨论			
实训条件	多媒体教室、白板或黑板			
实训目标	能够了解我国当前老龄化社会的现状，形成一定的职业认同			
实训情境	当前，我国老龄化趋势明显，养老问题已经成为全社会关注的热点问题，请模拟召开一次新闻发布会，介绍当前我国老龄化社会的现状及政策			
实训指导	学生需通过互联网进行数据和资料的收集，并掌握召开新闻发布会的程序，每组需包括主持人、新闻发言人、记者等角色			
实训形式	团队任务	团队成员		得分
阶段任务内容（50分）		阶段任务要求、完成情况		
收到任务，分析任务（5分）		收到任务后，组成小组，并分析任务内容		
信息资料收集（5分）		合理利用信息收集方法，按时完成资料收集任务，简要列出收集资料名称及内容		
拟定新闻发布会流程（5分）		了解新闻发布会的流程，拟定新闻发布会的流程		
明确角色并形成发言提纲（5分）		主持人、新闻发言人、记者的角色扮演，分工明确		
模拟新闻发布会（10分）		能够召开新闻发布会全面介绍我国老龄化社会发展的现状		
心得体会（5分）		数据翔实，内容准确，表达流畅		
考核评价	自我评价（5分）	1. 能认真参与活动，积极准备相关材料；		
	同学评价（5分）	2. 能够正确认识我国老龄化社会发展的现状； 3. 能够通过网络、社会等多种途径调查收集材料；		
	教师评价（5分）	4. 能够学会合作与分享； 5. 能够形成对职业的认同		
总得分				

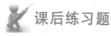 课后练习题

简答题

（1）什么是老年期？

（2）老年人呈现什么样的生理特点和心理特点？

（3）老年人有哪些常见的心理问题？针对不同心理问题应该如何应对？

（4）什么是老龄化社会？

（5）我国老龄化社会的现状如何？

（6）如何应对老龄化社会？

第3章 老年服务沟通的认识、过程及技巧

 学习目标

【知识目标】

1. 了解老年服务沟通的内涵和意义；

2. 掌握老年服务沟通过程的基本元素。

【技能目标】

1. 能为老年服务沟通全过程做好准备；

2. 能针对老年服务的个案进行有效的沟通；

3. 具备一定的沟通技巧。

【素质目标】

1. 具备服务沟通的常识；

2. 形成关爱老人的职业认知；

3. 提升个人的服务沟通能力。

【情境导入】

张阿姨今年68岁了，不幸患上了中风，导致偏瘫。在中风前，她与子女同住，中风后去医院治疗，治疗结束后由于家人工作繁忙不能很好地照顾她，就把她送进了养老机构。老人不理解子女为什么这样做，认为是抛弃了自己，觉得辛辛苦苦养育了他们，最后落个被抛弃的下场。自己越想越委屈，越想越难过，不愿意吃饭，也不愿意与人交流，身体越来越差。

任务：请根据上述情境中张阿姨的情况，来与张阿姨和她的家人进行沟通，运用与老人及其家属沟通的策略和技巧，做通老人的思想工作。

3.1 老年服务沟通的认识

【名人名言】

对老年人的尊敬是自然和正常的，尊敬不仅表现于口头上，而且应体现于实际中。

——戴维·德克尔

3.1.1 老年服务沟通的界定

老年服务是一个人本服务的过程。无论是进行生活照料、康复护理等生存型服务，还是进行健康管理、营养服务、精神慰藉等改善型服务，又或是进行老年文体、老年教育等享受型服务，主动的沟通意识和有效的沟通技巧是老年服务提供者应该具备的重要技能和基本素养。老年人的服务沟通是一种特殊的人际沟通，是沟通一方用语言、手势、行为、神态等方法与老年人进行信息交流和情感交流，收集老年人资料、确立问题、提供信息和情绪支持，主要是指服务人员与老年人之间的沟通。

【案例 3.1】 张大爷经常和其他老年人发生争执。今天参加康娱活动时，他又与其他老年人发生冲突。护理员把张大爷拉走，询问其原因。张大爷非常生气，不停地说"都是那个家伙不好。"至于为什么发生争执老人始终没有提及。

分析： 随着年龄的增长，人越来越难控制自己的脾气，因此，老年人之间更容易发生纠纷。护理员的职责不是判定谁对谁错，而是能在发生争执时调节矛盾。这里最难的地方就是怎么解决才能让双方都满意。首先应该让双方各自冷静，然后再向冷静后的老人询问事情的经过。在案例中，张大爷经常与其他老人争吵。护理员不要仅凭这一点，先入为主地判断老年人的对与错。正确做法："我想听听您的想法，我们去那边聊聊吧。"

3.1.2 老年人沟通的层次

1. 不沟不通

从严格意义上讲，不沟不通算不上是沟通，甚至可以认为是沟通的反面。不沟不通是指人们没有沟通的欲望或沟通的必要，处于不相往来的状态。例如，两人虽然彼此认识，但在工作、生活中两人基本没有交集，也就没有沟通的必要。

2. 沟而不通

沟而不通是指人们之间，一方无论怎么说，沟通的另一方根本没听见，或者听了而没有作出任何的反应，又或者听了也有反应，但所表达的反应与信息传递者的目标相悖。这种现象就是沟而不通，事实上，在现实生活中的很多沟通都停留在沟而不通的层面上，达不到沟通的效果。

3. 沟而能通

沟而能通是在沟通中人们所期望的效果，无论是误会还是分歧，只要沟而能通，就能解决问题。

4. 不沟而通

不沟而通是一种高超的艺术，人们非常讲究相互之间默契的配合，高度的默契便是不沟而通的境界。不沟而通的关键在于双方的默契，而要建立默契，就要关注对方，常常注意对方的一举一动，不需要对方的言语表达，就能主动捕捉到对方的肢体语言。毫不关心对方，不注意对方的举动，当然无法达到不沟而通，只有比心，才能练成心与心的感应，心与心的交流。

【案例 3.2】　春秋时期，有一个叫作俞伯牙的人，精通音律，琴艺高超，是当时著名的琴师。俞伯牙年轻的时候聪颖好学，曾拜高人为师，琴技水平非常高，但他总觉得自己还不能出神入化地表现对各种事物的感受。伯牙的老师知道他的想法后，就带他乘船到东海的蓬莱岛上，让他欣赏大自然的景色，倾听大海的波涛声。伯牙举目眺望，只见波浪汹涌，浪花激溅；海鸟翻飞，鸣声入耳；山林树木，郁郁葱葱，如入仙境一般。一种奇妙的感觉油然而生，耳边仿佛响起了大自然那和谐动听的音乐。他情不自禁地取琴弹奏，音随意转，把大自然的美妙融进了琴声，从而体验到了一种前所未有的境界。老师告诉他："你已经学会了。"

一夜，伯牙乘船游览，面对清风明月，他思绪万千，于是又弹起琴来，琴声悠扬，渐入佳境。忽听岸上有人叫绝。伯牙闻声走出船来，只见一个樵夫站在岸边，他知道此人是知音。当即请樵夫上船，兴致勃勃地为他演奏。伯牙弹起赞美高山的曲调，樵夫说道："真好！雄伟而庄重，好像高耸入云的泰山一样！"当他弹奏表现奔腾澎湃的波涛时，樵夫又说："真好！宽广浩荡，好像看见滚滚的流水，无边的大海一般！"伯牙兴奋极了，激动地说："知音！你真是我的知音。"这个樵夫就是钟子期。从此两人成了非常要好的朋友。

分析：生活中离不开沟通。沟通，可以填平代沟，可以消除隔阂，可以让人相互理解，增进情感，可以消除误会，取得谅解，可以使友情升华，可以使人获得更醇厚的朋友、知己，甚至成为莫逆之交，可以让人心情愉悦，心情无比舒畅。

3.1.3　老年人沟通的目的和意义

1. 老年人沟通的目的

（1）说明事物、陈述事实、引起思考、影响见解、化解矛盾。

（2）表达情感、表示观感、流露感情、产生感应。希望通过沟通得到一些好的感觉，或摆脱一些不好的感觉。

（3）建立问候、暗示情分、表达友善或不友善的态度。

（4）进行企图、透过问候，说明或者暗示别人从而达到传递信息的目的，以达成目标。

无论什么时候的沟通，沟通双方之间都会有理解与不理解的问题，人们希望通过沟通让对方明白自己的想法。通过沟通无论得到的反馈是肯定还是否定的，都会让双方感觉到相互的思想与情感，对加强进一步的配合奠定了基础。同时，通过沟通，还可以澄清双方存在的误会，从而化解矛盾，建立友谊。通过沟通还可以捕捉到对方友善或不友善的态度，从而影响进一步沟通的方向。

2. 老年人沟通的意义

（1）协调的意义。沟通可以调节自己的行为，消除人们之间交往的障碍，使人们的内心得以消除隔阂、误会和矛盾，增进相互了解及感情，促进人们的团结、协作与配合，使相互之间的关系更加融洽。

（2）保健的作用。老年人身处社会，有着各种各样的需要，沟通也是老年人的一种特殊的需要。通过沟通可以让老年人宣泄其内心的孤寂与不满，可以与他人分享曾经的美好，有益于身心健康。人们之间保持充分的思想与情感的交流，会让人更容易获得幸福感，这样有益于健康、长寿。

（3）交往的需要。老年人也是生活在一定社会群体之中的人，沟通是老年人之间交往的纽带。良好的沟通可以让他们获得更多的朋友，获得更多的理解与支持。人不是生活在真空里，不是生活在孤岛上，只有与他人保持良好的沟通，才能不至于越来越脱离社会、脱离人群，才能让自己的老年生活过得更加充实、更有意义。

（4）社会发展的需要。沟通的品质从某种意义上来说也意味着生活的品质，它是社会文明的一面镜子。我们的社会已经步入了老年社会，养老将在很长时间内影响着整个社会的发展，老年人与社会的沟通、与养老行业间的沟通、与养老产业链之间的沟通将在养老事业发展中起着指导性的作用。"老吾老以及人之老。"老年人需要什么、他们需要怎样的生活才能感到舒适与幸福，他们需要什么样的服务与保障才能让他们的晚年生活过得更有尊严，最有发言权的是老年人自己。

【案例 3.3】 一家养老院新入住了一位 75 岁的王大爷，他自入院以后每天只是独自静坐，不思饮食。院方为了王大爷的健康，想尽了一切办法为他做出各种各样的美食，甚至很多服务人员也从家里带来小吃，想诱发王大爷吃饭的欲望。但一切的努力都付之东流，眼看着王大爷迅速消瘦，身体状况一天比一天差，院方请来了王大爷的儿子进行说服。王大爷的儿子在听完院方的说明后情绪非常激动，在训斥了老人后竟然强行给王大爷喂饭，被院方阻止。万般无奈之下，院方请求社会工作者给予帮助。

分析：社会工作者在听取了院方对王大爷的情况介绍后，联系了王大爷的儿子并了解相关的信息。据介绍，王大爷是一位离休干部，原来是一位非常自信的人，而且性格开朗，通情达理。但离休后，性格开始发生变化，特别是在两年前老伴去世后，情绪比较低沉，而且还被医院诊断为患有冠心病和高血压，经常发病。由于子女每天忙于工作，特别是白天无人在家照顾王大爷，怕疾病突发时家中无人而得不到及时的救治，所以再三考虑后，将王大爷送到了养老院。介绍完后，王大爷的儿子对那天由于情绪激动而训斥父亲并强行喂饭的行为极为后悔，并表示要给父亲认错。

社会工作者在了解王大爷的相关个人信息与家庭信息后，在充分注意社会工作的尊重、接纳等原则的基础上运用同理心与王大爷进行了第一次面谈，并建立了初步的信任关系。在社会工作者表示出想听听王大爷对自己的问题的看法时，老人表示出了离休后原单位对自己的不关心；老伴也走了，家里的子女不征求意见而送自己到养老院，是把自己当累赘，不要自己了；活在世上已经没有意思，还不如自生自灭、一死了之等消极悲观的想法。

根据这些信息，社会工作者经过分析认为王大爷问题的核心在于：由于退休使老人的职业角色丧失，造成了人际交往的减少和社会地位的下降；老伴的去世，又进一步造成了王大爷家庭角色的部分丧失，给老人带来很大的冲击。加之由于生理的老化所引发的各种疾病的困扰，家中子女未经商量就将老人送到养老院，而王大爷又对养老院有一些不正确的认知等，这些因素都制约了老人的活动，造成了王大爷巨大的情绪反应，出现了悲观、失望等心理问题和行为问题。

社会工作者根据自己的分析，制订了介入计划。

首先，要通过支持性技巧的运用，介绍现在养老院以及入住的其他老人的情况，来改变王大爷对养老院的传统的错误认知。也可以运用间接治疗方式配合，组织其他老人为王大爷介绍情况，其他老人的情况介绍或许会比工作者或院方的解释更有说服力。

其次，选择适当的时候，让王大爷的儿子来到养老院与父亲进行沟通，使其一方面对上次发生的事情和在没有商议的情况下将父亲送到养老院一事表示歉意；另一方面说明自己的想法，并解释将父亲送到养老院的原因，表示出作为子女对父亲的关心。

社会工作者运用反映性技巧，与王大爷一起探讨对退休、家庭、养老院，以及自己健康的认识，帮助王大爷表达出他的感受，并提供机会使其宣泄内心的愤懑，以减轻他的心理压力；运用怀旧的治疗技巧，与王大爷一起探讨过去工作中的快乐及其他成功的事件，协助老人寻找失落的尊严与荣耀，使其重新认识自我。同时，以王大爷的能力评估为基础，与其进一步探讨社会参与的可能性，引导王大爷自我努力、自我实现。

社会工作者与王大爷及其儿子，包括其他家庭成员一起探讨，了解老年人的生理、心理变化及其特点，并与王大爷的儿子商议，确定他是否有时间保证每周来看望父亲一次，并与父亲经常保持联系。

通过实施介入计划，王大爷已经改变了过去的认知和行为，并借助自己在管理方面的特长，主动担当了养老院老年人民主管理协会的负责人。其家庭成员也经常来到养老院看望老人，而且其儿子还经常向父亲请教一些工作方面所遇到的问题及其他事情的处理办法。自然而然，王大爷的身体状况也好了许多。

3.2　老年服务沟通的过程及技巧

照顾老人或者与他们很好地交流常常需要独特的沟通技巧和策略。随着年龄的增长，老年人身体各组织器官生理功能逐渐衰退，导致机体调节功能不强，抗病能力减退，易受疾病困扰。同时，老年人的心理也随着生理、社会生活的变化发生变化，认知、人格都会发生变化，老年人的社会圈狭小，心理上容易孤单无助，难以沟通。虽然老年人的生理因素、心理因素、社会环境因素及沟通媒介因素等影响了与老年人的沟通。但是，此时的老年人却非常需要沟通，需要被倾听，需要倾诉，需要他人的理解、关爱和尊重。

3.2.1　老年人服务沟通过程中的要素

要素是构成事物的必要因素，沟通的要素出于不同的研究视角，有着不同的说法，比较典型的有三要素说、五要素说、七要素说。

（1）三要素说。三要素说比较有代表性的观点如下：

1）沟通过程中的要素是发送、反馈、接收；

2）沟通过程中的要素是内容、声音、动作；

3）沟通过程中的要素是说、听、问；

4）沟通过程中的要素是要有一个明确的目标，达成共同的协议，沟通信息、思想和情感。

（2）五要素说。五要素说中比较有代表性的观点如下：

1）沟通过程中的要素是沟通主体、沟通客体、沟通媒介、沟通环境、沟通渠道；

2）沟通过程中的要素是编码和译码、通道（渠道）、反馈、噪声、环境（背景）；

3）沟通过程中的要素，即5个w：第1个w是who，即谁在说；第2个w是whom，对谁说；第3个w是what，即说什么；第4个w是how，即怎么说；第5个w是way，即通过什么途径。其中，途径包括口头、书面、广播、电视、网络、报纸、杂志等。

（3）七要素说。七要素说中比较有代表性的观点如下：

1）沟通过程中的要素是发信者、接收者、信息、渠道、噪声、反馈和环境；

2）沟通过程中的要素是信息源、编码、信息、渠道、接收者、解码、反馈；

3）沟通过程中的要素是主体/发送者、编码、渠道、解码、客体/接收者、噪声、背景。

老年服务沟通具有特殊性和复杂性，这一过程是由沟通主体、沟通意图、沟通载体、沟通情境组成的要素机制和由编码、传送、接收、解码、反馈、噪声干扰等构成的运行机制。

沟通主体就是沟通过程中的表达者和接收者，一方是老年人（群体），另一方是老年服务从业者（组织），他们都是沟通活动的参与者。沟通意图是指在特定的服务情境中沟通主体产生的与人交往的动机、意念、思想、情感；沟通载体主要是指沟通中使用的语言和非语言；沟通情境主要是指沟通行为发生的现实环境。沟通过程中的运行机制就是沟通过程中的各种要素相互作用、相互影响及发挥功能的运行方式。

与老年人的有效沟通能否成立关键在于以下三个方面要素：

（1）沟通技巧。沟通人员与老年人沟通的态度是否积极，语气是否礼貌；是否足够重视与老年人之间的关系；沟通中行为举止是否得体（如着装行为、语言行为和非语言行为）；是否说明沟通的目的；是否对老年人难以理解的问题做出及时的解释；是否谈论老年人感兴趣的话题等。这些都影响着良好的沟通关系的建立。熟悉沟通目标，控制沟通过程，妥当处置沟通时间、沟通情绪及结束沟通，熟练运用沟通技巧，如换位思考、主动积极倾听、语言技巧、反馈技巧等，这些都关系到沟通的有效性。

【案例 3.4】　　有位老人喜欢把什么东西都放在自己的床上，但是又不愿意整理，房间里、床上到处都是乱糟糟。以下哪种沟通方式比较合理？

A：张阿姨，我想和您商量一个事情，您看行吗？您的衣服、零食还有被子，全都放在床上，您需要的时候又找不到，不需要的时候床上又显得乱糟糟的，而且吃的东西放在床上还容易招来老鼠、虫子之类的，对您身体不好。您看，我们可不可以把您的房间和床整理整理？干干净净、整整齐齐的，您住着也舒服，看着也舒服，您看怎么样？

B：张阿姨，您看您的床上多乱啊，这吃的放在床上也不卫生啊，快整理一下。

分析：在实际生活中，以商量的口气向老年人提出意见或建议，老年人会根据自己受到了尊重而不是责怪，配合度会更高，效果也就更明显。

（2）信息的有效性。信息的有效性决定了沟通的有效程度。达成与老年人的有效沟通须具备两个必要条件：首先信息发送者清晰地表达信息的内涵，以便信息接收者能确切理解；其次，信息发送者重视信息接收者的反应并能根据其反应及时修正信息的传递，免除不必要的误解。两者缺一不可。

（3）理解老年人。与老年人沟通是一个与老年人互动的过程，是一个相互学习、相互交流的过程。服务对象的特殊性需要服务人员去了解老年人、理解老年人，只有在理解老年人的基础上，才能做到用心沟通，达到有效沟通。缺少理解与共鸣是沟通失败的表现。

在情境导入的案例中，张阿姨觉得孩子将其送到养老院是抛弃她的表现，这种想法在老年人中不是个案，如果我们换个角度站在老年人的角度去思考这一问题，就能理解老年人的想法和抱怨，并能够找到解决问题的对策。老年人希望得到子女的关爱和认同。作为子女，如果这样说："您那天生病的时候，我吓坏了，您那么痛苦，我非常自责，我责怪自己，平时怎么就没有把您照顾好呢？我怎么就没有提前发现您中风的迹象呢？因为我不懂医学，因为我所谓工作的忙碌忽略了您，您生病了，我害怕失去你，所以送您去最好的医院，找最好的大夫为您医治。当医生说您可以出院了，我又担心您回家后我怎么照顾得了您，怎么能照顾好您？我不想失去我最爱的亲人，于是到处打听，找到了大家公认的最好的养老机构照顾您，希望您过得好一点儿，希望您能陪伴我们更长的时间。"听到这样的话，老年人也就会感受到子女的关心和爱护。

3.2.2 老年人服务沟通的技巧

1989 年，世界医学教育联合会在福冈宣言中指出："所有医生都必须学会交流和处理人际关系技能，缺少共鸣（同情）应该视作与技术不够一样，是无能力的表现。"沟通技能是全球医学教育最基本的能力，而在老年服务中，医护人员只是其中一部分，我们也应该像所有医护人员一样，学习沟通的相关知识。

1. 有效沟通的原则

想实现与老年人的有效沟通，必须把握一些原则，这些原则会涉及态度、言语技巧及许多注意的细节。

（1）主动。主动沟通是一切交往的前提，与老年人沟通要主动，大多数老年人是被动的，对人有戒心，因此，要积极主动地去接触他们，使他们感到被关心。

（2）真诚。真情投入、真诚相待是最基本的。只有敞开心扉、消除偏见，才能表达充分，接受全面。

（3）多倾听。老年人多数喜欢倾诉，在沟通中鼓励老年人畅所欲言，耐心地多听老年人说，就能够得到老年人的支持、尊重和鼓励。在倾听的同时，多了解老年人说话的动机。切记不要妄下结论多倾听和理解，再反馈，不要对老年人的想法或生活事件下结论，要站在老年人的角度去考虑。

（4）注意语言和非语言信息的恰当融合。要有意识地调整自己，以"自然的我"，把真诚、善意和希望通过恰当得体的方式传递给对方，赢得其好感及信任。多多微笑很重要，让老年人切身感受到自己存在的价值，即自己是被家人、朋友或社会所关注、所需要、所理解、所接受的无可替代的人。

（5）保持耐心。沟通过程中要给老人充足的反应时间。随着年龄增长，老年人身体机能退化，有的老年人不能走路或者行动不便，说话不清或缓慢是常有的事，有时候需要足够的时间来反应，要等老人表达后再给予补充。

（6）多与老年人接触。比如在聊天时，可以多握老年人的手，老年人也会在心理上感觉和你亲近，还可以拍拍老人的肩膀，不时地点头，这些都是良性的鼓励。

（7）避免争执。与老年人沟通时，如果与老年人的观点相悖，不要着急去争辩，而应该把老年人的感受放在首位，再慢慢沟通具体问题。

（8）视每一位老年人为单独的个体。他们都有不同的特质与需要，除基本态度与技巧外，还要顺应情况，使用不同的行动和表达方式，才能建立良好关系，达到更好的服务和关爱效果。比如，对自闭的老年人或是比较内向不愿与人沟通交流的老年人，需要更多的时间和精力去了解他们，主动与老年人交流，取得老年人的信任，让他愿意和你亲近。在为残障或生活不能自理的老年人服务时，一定要事先和工作人员沟通交流，掌握服务对象的基本情况及注意事项，如进食特点等，对自己无法确定的问题，不要自行猜测，一定要向工作人员问明情况。

2. 做好沟通前的准备工作

（1）做好自我准备，包括自己目前对老年人所持的态度、自身状态及自我形象。

1）认识老年人，了解老年人的基本资料。要换位思考，体谅老年人的处境，理解老年人的苦衷，看到老年人的长处，不要嫌弃老年人。例如，老年人可以就一点事说很久，显得唠叨啰唆，我们要有足够的耐心去倾听。要顺应其心理状态及社会处境，避免带来不快。老年人记忆力减退往事虽历历在目，近景却模糊不清，但也不愿被别人说自己记性差，所以，当再次见到老年人时应避免问"您还记得我吗？"而应改为"我又来看您啦！"这样会让老年人觉得自己被重视、被尊重，会高兴许多。

2）自我状态。需要与自己进行自我对话，了解自己即将面对老年人的感受，反思自己是否能够做到无条件地接纳老年人，是否能耐心倾听他们的心声，是否能够诚恳地与老年人进行沟通，在沟通中遇到老年人不配合时能否做到保持冷静并做出专业分析，从而避免对老年人产生偏见和歧视等。

3）留意自我形象。着装颜色尽量鲜亮明快，姿态端庄而放松，表情自然，面带微笑，声音洪亮可恰当运用微笑、赞美、幽默等润滑剂。但是当老年人倍受疾病折磨或极度痛苦时，应收敛笑容，给予关注的目光。对老年人的赞美要真诚得体，尽量具体，如衣着服饰、特色专长等。

（2）了解对方，了解老年人的身心状态和生活习惯，特别是作息时间、兴趣及忌讳。由于退休后生活圈子改变了，生活目标转移了，服务人员宜选择老有所乐、老有所为的话题，如追忆往事，唠家常，谈保健等，且把握好时机。当人们心情愉快时，会不由自主地放开自己；而情绪低落时，就会情不自禁地封闭自己。

（3）环境和时间安排。保证充足的时间，提供安静舒适的环境，轻松活跃的氛围，通风、良好光线充足，双方都能清楚看到对方的脸，保持适当位置，距离以 1 米内为宜。未经老年人允许不要随便挪动或摆弄其居室的摆设及物品。其他可能影响到会谈的因素也应考虑到，如当老年人谈及自己对有关亲属的不满时，应选择其谈论对象不在的时间或场所。时间地点的安排要充分考虑老年人的需要，征询老年人的意见。

3. 要掌握沟通技巧，准备沟通内容、所需资料和道具等

需要明确沟通目标，即通过沟通想达到什么样的预期。制订沟通计划，决定选择什么样的沟通环境、采用什么样的沟通方式、如何开始、如何结束等一系列具体问题。同时，还需要对沟通中可能出现的问题做好准备。沟通中遇到难题很正常，但是如果能很好地预测并做好应对准备，则可以在较短时间内解决这些难题，使沟通得以顺利进行。

4. 扮演好沟通中的多重角色

这些角色包括信息发送者、信息接收者及信息反馈者。

（1）信息发送者的扮演。要结合老年人的特点选择合适的表达方式，确保有效发送。

1）需要一个良好的开始，礼貌地打招呼。初次见面需简单自我介绍，明确自己要说什么。想了解对方的感觉及需要，应选择开放式提问，抓住关键词。如"您感觉怎样？"如此就可以给对方自由发言的机会，拓宽交谈范围。

2）要结合老年人的特点选择表达方式。听力良好的老年人，可以多采用语言沟通，而听力受限的老年人，可以多结合非语言方式。对有语言障碍的老年人，必要时想方设法共同商定替代方式，如利用手势、文字或图画、符号等替代常用语言。针对有心理障碍或自闭倾向的老年人，要花更多的时间去了解其心结，用加倍的耐心、爱心去体贴、融化老年人的心，直到老年人开口说话。

3）要清晰、缓慢地说，语调适中。若对方听力下降，则应稍大声或靠近耳边说。

4）语言信息和非语言信息要保持一致。交谈时应近距离，弯下腰或坐下来，面对面，目光相对，视线不要游走不定，左顾右盼。这样老年人才会觉得平等、被重视。例如，某位老人来到市红十字会寻求帮助，红十字会的其中一位接待人员看到老人来了，笑容可掬地问道："请问您有什么需要？"老人慢慢地说着自己的问题，这位工作人员虽然不时"嗯，嗯"回应着老人，却一直面对着自己的计算机。等老人讲完之后，工作人员礼貌地说："好的，我了解了，您回去等我们通知吧。"老人很是失落，这时候另一位工作人员注意到了老人的失落，赶紧走过来，拉住老人的手说："爷爷，您先过来坐一下吧，一路走过来肯定辛苦了，我给您倒杯水，您还可以多跟我聊聊。"老人看着这位工作人员，紧紧握着她的手说："谢谢哦，太麻烦你了。"等给老人倒好水，这位工作人员与老人面对面坐下，并说道："我刚刚大概了解了您说的问题。您还可以说得仔细一些吗？"然后拉着老人的手，眼睛注视着老人。老人慢慢放松了许多，仔细讲起他的问题来。工作人员不时点头，并在征得老人的同意下，不时记录着内容。

（2）信息接收者的扮演。接收信息时，需要全神贯注地察言观色，用心聆听，读懂对方的语言信息和非语言信息。观察内容主要包括活跃情况、感情变化及语言和非语言信息的一致性。

1）观察老年人对于沟通是否活跃。若老年人低头、垂肩、弓背，动作迟缓拖拉，说话有气无力则表示此时老年人对沟通的活力较弱；反之，若老年人精神抖擞，动作轻快，声音洪亮，则表示精力充沛，更易于沟通。当然这里需要考虑到老年人的身体原因，有些老年人虽然非常愿意沟通，但是受疾病困扰，也会表现出不够强的沟通力。

2）注意老年人的情感变化。看看老年人的表情是否有忧郁迹象，若没有或少有笑容，看动作是否自然、灵活，看饮食、睡眠等平时的变化情况；听老年人说话最容易判断出其是否愉快，如声音、语气的抑扬顿挫等。

3）要特别留意老年人是否言行一致。对于不一致之处要格外留意，它常是问题所在，需进一步了解，如老年人神情低落、坐姿颓废、心神不定，却说"我心情很好"，则提示对方可能此时心情并不好。例如，志愿者小孙去养老院探望老人，他发现有一位老人独自坐在床上，距离志愿者和其他老人远远的。小孙走过去，老人赶紧放下手中的裤子，塞到床脚，然后侧身靠里，斜对着小孙。小孙试探着问道："奶奶在忙什么呢？我有没有打扰到您？"老人低头，但是很快回答小孙："没有，没有，我没有忙什么，你也没有打扰到我。"但是小孙发现老人的手在微微抖动，嘴巴也在抽动。事后小孙了解到，那天老人接到女儿的电话，女儿最近又不能过来了，她女儿已经半年没过来了，老人手里拿的正是女儿很早之前给老人买的裤子。老人正在思念女儿，心里很难过，但又怕被别人发现，影响了别人的心情，只能自己默默流泪。

（3）信息反馈者的扮演。做好反馈工作，没有反馈，就无法做好沟通。与老年人的沟通过程中，需要把握好听和说的节奏。

1）注意反馈的时机。要注意发送和接收信息角色的切换节奏，因为我们的大脑在接听信息时的思考速度比表述时的速度要快许多，不要随意打断老年人的诉说，需保持适度的沉默或停顿，以便自己整理好信息，把意思表达充分。

2）需要积极地倾听。积极倾听能促进老年人的自我表达和自我理解。倾听需要给对方充裕的时间，需要专心致志，抓住主要内容，还需要边听边思考，在短时间内将信息加以综合分析，及时予以积极的反馈。反馈内容应包括事件、感情、意义三个层次。注意反馈时要使用通俗易懂的语言，重点之处可以加以强调。例如，夏奶奶是一位独居老人，退休前是一家医院的护士长。她的子女都在外地。最近夏奶奶身体很不好，眼睛几乎失明，她变得很沮丧。当她的朋友或邻居邀请她参加一些活动时，她也不愿意，总说自己对那些活动不感兴趣。此时，你可以对夏奶奶说："奶奶，最近身体不好，是不是给您带来很大压力？以前您是医护人员，帮助很多病人康复，现在自己退休了，面对自己的疾病却有点无能为力。加上您眼睛的问题，您觉得自己从一个很有用的人变成了需要别人帮助的人，您觉得很失败、无助和恐慌，是吗？"

3）要做好沟通的结束工作。既要结合事先的沟通计划，又要考虑当时的实际情况。在准备结束时，一般不会再提新问题，如果的确有问题，可以约定下次沟通的时间和内容。结束之时，与老年人分享自己的感受，感谢对方的配合。

3.3　老年服务沟通的运用

3.3.1　巧妙地提出建议、意见或批评

老年人由于其丰富的人生经历与阅历，在生活中形成了比较固定的思维模式和想法，对年轻人的意见或建议、批评的接受不是那么容易。所以，如果需要向他们提出意见、建议和批评的时候，一定要注意方法与策略。

（1）在闲聊中不经意的暗示。当我们在与老年人进行闲聊时，他们的戒心会暂时降低，这时候，是我们影响其潜意识、投射有效信息的最佳机会。

（2）居安思危的建议。当老年人认识到问题的严重性时，更容易接受他人的意见或建议。

（3）先扬后抑的建议或批评。人人都愿意接受表扬，得到赞美和肯定之后，人更容易接受他人的意见或建议。

（4）自责式批评更容易让老年人接受。如护理员面对发脾气的老年人，与其争论，不

如先进行道歉让老年人的情绪稳定下来，才能更好地进行后续的沟通。

（5）学会给老年人台阶下，也能够达成有效的沟通。老年人如果某些方面出现了失误或错误，我们可以帮助他们找个借口，给对方台阶下，维护老年人的尊严，也能够让老年人感觉到护理员的关爱之情，促成其行动的改变。

3.3.2 巧妙地拒绝老人

生活当中，无论是谁，都不可能全面满足别人的请求，总要拒绝别人。在老年服务中也是如此，如果直接说"不"，显得太没有人情味，容易伤害别人的感情，伤害彼此的关系。这时，用委婉手法间接拒绝是非常必要的。

（1）"夹心面包"法。这种拒绝方法可以分解为三个步骤。通常是先以感谢的口吻，谢谢老年人对你的信任；接着据实陈述无法接受的理由，获得对方的理解；最后再致上歉意，予以心理安慰。

（2）顺水推舟法。对于某些问题，我们可以巧妙地把对方设置在同样的情境之中，让老年人作出判断，从而让老年人明白自己的处境或想法，以巧妙地拒绝老年人的要求。

【案例 3.5】 罗斯福在当选美国总统之前，曾任美国海军部部长。一天，一位老朋友向他打听海军在大西洋的一个小岛筹建基地的秘密计划。罗斯福特意向四周望了望，然后压低声音问："你能保守秘密吗?"老朋友以为罗斯福叫他保密，于是很肯定地说："当然能。""那么，"罗斯福微笑着说："我也能。"

分析：罗斯福在沟通中使用了顺水推舟法，巧妙地拒绝了老朋友的不合理要求。

（3）晓以利害法。对于老年人提出的违反原则的要求，要心平气和地给他讲明政策规定，讲清利害关系，让老年人知道，这些事情帮助办理是违规违纪的，是会出现问题的。例如，有的老年人想自己外出购物，请护理员帮忙开出门条，这是明显的违规行为。对此，护理员就可以委婉地告诉老年人，违反养老院的规定和家属的要求导致意外情况，是不被允许的，万一发生问题，就是对老年人的不负责任。

（4）转移目标法。老年人提出某项事情的请求，你可以有意识地回避，把话题引到其他事情上或者给他们提供一些有用的建议。这样，既不使对方感到难堪，又可逐步减弱对方的企求心理，可以减少老年人因为你的拒绝带来的不良情绪。例如，老年人请你帮忙做不属于你职责范围内的事情，你可以推荐他去找其他同事，或者直接去找领导，这时候求助你的人或许会考虑你推荐的这些途径。

（5）适当拖延法。当老年人对你提出要求，如果你立刻拒绝，对方会觉得你的态度有问题，或者你对他有意见。如果不是立刻拒绝，而是拖延一段时间，这样，他就会觉得这是你的能力问题，你是爱莫能助。

在拒绝老人的要求时不可过于冷漠，要善于运用沟通技巧，表达理解和遗憾，这样的拒绝更加人性化，也更容易让人接受。

3.3.3　巧妙地化解冲突

冲突可以定义为：个人或群体内部，个人与个人之间，个人与群体之间，群体与群体之间互不相容的目标，认识或感情，并引起对立或不一致的相互作用的任何一个状态。冲突在生活、工作中可以说是屡见不鲜。在老年服务沟通中，冲突的表现形式也很多，如老年人之间的冲突、家属与老年人的冲突、护理员与老年人的冲突、护理员与家属的冲突等。解决冲突的最主要的手段之一就是沟通。巧妙地化解冲突，要找到冲突的根源，对症下药，多聆听老年人的真实想法，要设身处地，主动帮忙。

【课堂训练】

以小组为单位，任选下列案例中的一个来进行实际演练老年服务沟通中如何进行沟通才能取得更好的效果。

(1) 老人平时不喜欢和他人交流，说话较少。护理员到家里为其做饭，但老人没怎么吃。护理员担心地说"您稍微吃一点吧，挺好吃的"，但老人只是说"没胃口，不想吃。"护理员说："您要是不好好吃饭，会没有力气的。"老人非常生气地说："吃不吃饭是我自己的事情，跟你没关系。"

(2) 由于左脑的认知机能退化导致无法将饭菜吃干净。老人患有左半侧空间无视，日常活动及步行没有太大障碍，但吃饭时遇到很大困难。由于左半边的意识完全消失，导致放在左边的食物经常被剩下。这时护理员会告诉老人"还有没吃干净的"。老人无法理解护理员的意思，非常苦恼。

(3) 老人不喜欢洗澡，在护理员的劝说下每周也只洗一次。由此，老人身上产生了异味。护理员对老人说："您要是再不洗澡就会影响其他人了。"老人生气地说："你少对别人的事情指手画脚的。"

(4) 拒绝入浴护理。老人很喜欢洗澡，但不愿意让人帮助。每次护理员提出要帮助其洗澡时，他总以"太难为情了"或"有外人在我会不自在的"等理由拒绝护理员的提议。然而老人的下肢力量慢慢减退，前两天出现了迈出浴缸时摔倒的情况。护理员认为摔倒后有造成骨折的危险，所以对其说"还是让我来帮您吧。"老人说："不用了，我自己能行。"护理员说："您要是摔倒了，会给我们找麻烦呢。"老人生气地说："我不是说了我自己能行了吗？"

(5) 讨厌穿戴尿不湿。老人因尿失禁而全天穿戴尿不湿，偶尔外出。出门前，护理员再三告知不要随便脱下尿不湿。老人非常生气地说："这跟你没关系。"

(6) 购买大量的东西。老人喜欢购物，经常在超市购买大量的东西，远远超出自身的需求量。老人家属曾多次跟护理员说不要由着老人的性子花钱，太浪费了。今天购物时老人又买了大量的东西，护理员说："您别买那么多，太浪费了。"老人说："吃不了，我冻起来。"

(7) 不积极参加活动。老人不太喜欢参加集体活动，护理员比较担心老人长期独处，就经常主动邀请老人一起参加活动，但每次老人都以各种理由拒绝。

（8）外出前的准备迟迟不能做好。老人外出前选择衣服及所带物品时总是犹豫不决，每次去医院都会迟到。护理员说："我们已经跟医院约好时间了，再不快点儿要迟到了。"老人说："我不知道穿什么好。"护理员不停地催促，最后导致老人非常生气地说："我不去了！"

（9）老人储藏大量闲置物品。老人愿意收集各种闲置物品，导致房间比较脏乱。护理员说："您看，这些都是没有用的东西，不如都处理了吧。"老年人说："你们年轻人就是喜欢浪费，我在我自己屋里放东西，与你无关。"

3.3.4　促进老年人沟通能力的活动建议

（1）鼓励老年人接收讯息活动。与老年人一起听广播或看电视，可以选择老年人喜欢的内容，也可以向老年人推荐内容。然后将其中的内容用生活化的语言说出。

收集有趣的新闻、短文、热点话题，与老年人分享和讨论。可以和老年人一对一地进行讨论，还可以老年人小组或茶话会的形式完成。

参加老年人感兴趣的主题演讲或座谈会。如有关健康保健、疾病预防、理财、隔代教养等主题。

（2）鼓励老年人多说话。向老年人询问其过去的生活经历，可以通过怀旧让老年人回顾他们过往生活中最重要、最难忘的时刻，从回忆中重新体验快乐、成就、尊严等多种有利身心健康的情绪；还可以运用生命回顾的方法，即通过主动回忆过去成功和失败的经历，鼓励老年人将整个人生的经历尽可能详尽地倾诉出来。

询问历史典故或对某件事情的看法。多倾听，给老年人足够的时间讲解有关历史典故或分享他的看法，注意给予积极的反馈。

以代笔或录音方式，鼓励老年人多与他人交流。一般在对应主题的老年活动中实施，鼓励并请老年人传授专长或经验。

（3）促进老年人之间的双向沟通（融入日常生活常规），如一起吃饭、唱歌、聊共同感兴趣的话题。例如，有关食物的做法、老年人的健康、时下热点话题等交流彼此的想法。

（4）拟订回忆计划，一起看相片、看视频，谈论共同熟悉的人与事物。

（5）到公园或庭院的树下休闲，一起收听电台节目、喝茶聊天，并讨论其中的内容。

（6）共同完成某件事，如运动、散步、购物、跳舞、园艺、做菜、聚会。

（7）计划一次活动、旅行或聚会，与老年人讨论相关的准备工作，强调过程中的参与与计划的共同完成。

【案例 3.6】　养老院是为老人提供住宿和日常起居的地方。但是目前，当我们谈起养老院时，总是觉得那是"孤寡老人"才去的地方。"那地方冷冰冰的，服务也不好，听说还会虐待老人。""那是无儿无女的人才会去的地方，我才不会去呢！""养老院一个月的房租也挺贵的吧？住不起啊。"现在很多人对养老院的印象不太好，认为那是无儿无女孤苦伶仃的老人才会去的地方，是一群"被社会抛弃的人"的收留所。

而作为年轻人，随着物价房价的不断攀升，辛辛苦苦赚的那点工资，除去日常开销和那高昂的房租费就已经所剩无几了。为了节约一些房费，许多青年人选择住在距离工作地方很远的郊区。每天，天刚蒙蒙亮就早起赶车，挤公交、挤地铁，下班时分，拖着疲惫的身躯，花费数小时奔波在回家的路上。为了生活，每个人都不容易。

2017 年年末，杭州滨江坐落在白马湖畔的绿康阳光家园，本是一个典型的养老院，却突然搬进了一批 90 后……

养老院里住进了一批年轻人？这是怎么回事？

原来这是为了解决养老院老人孤独无人陪伴及年轻人负担不起高额房费等问题，养老院提出的新创意：养老院为一批年轻人提供院内空余的房间，每月月租仅需 300 元。但前提是，入住的年轻人每个月必须花费至少 20 个小时来陪伴老人聊天、运动、玩游戏等，只要是能使老人快乐的活动都可以。

院方将这个项目命名为"陪伴是最长情的告白"，既为养老院稍显沉闷的氛围注入了一股活力，还解决了年轻人的一部分经济压力，真是个一举两得的好办法。在这里，有的年轻人喜欢写字画画，现在有机会将自己的才艺展现在更多人面前，每天和老人们一起写字画画，他们说：这些老人学起东西来，丝毫不输我们年轻人呢！

萧山女孩王婕，总是带着老人到活动室打乒乓球，她觉得老年人要多运动身体才能健康。闲暇之余，她还教老年人使用智能手机，这样每次老年人想念家人时，点开微信就可以直接和家人视频通话了。

其实一开始让年轻人入住这个方法，还引起过外界的质疑：年轻人毛毛躁躁的，怎么愿意去陪这些话都说不利索的老年人？

而现在的情况，就是对外界质疑最好的回击。一批批年轻人的入住，不仅没有和原本住在这里的老人产生矛盾，反而相处得其乐融融。年轻人的陪伴给长期独居在养老院的老年人送去了活力和欢乐。而老年人对于年轻人来说，就像是自家的爷爷奶奶，总是耐心地与孩子们分享他们的人生经验。

分析：年轻人住进养老院，不仅让我们看到了一种新型养老模式，更让这些老年人的心里多了一丝温暖，也让年轻人面对衰老和死亡多了一分坦然。

拓展阅读

心理测试：沟通能力测试

(1) 在一次宴会上，你想让一个醉鬼安静下来，你会选择的方式是（　　）。

　　A. 大声呵斥："你安静一点好不好？真没见过你这样的人！"

　　B. 问他："听说你儿子学习成绩很棒，而且在书法比赛中还得过奖，这是真的吗？"

　　C. 告诉他："所有人都在看着你呢，你今天可有点反常啊。"

拓展阅读

(2) 在对待朋友的生活、工作等方面的问题时，你通常是怎样做的？（　　）

    A. 只批评朋友的缺点。

    B. 只赞扬朋友的优点。

    C. 因为是朋友，所以既要赞扬他的优点，也要指出他的缺点。

(3) 如果有人问你："你是一个受欢迎的人，还是不受欢迎的人？"下列回答你会选择（　　）

    A. 沉思片刻，反问自己："我属于哪一种人呢？"

    B. 笑着说："当然是受欢迎的！"

    C. 不高兴地说："不知道！"

(4) 在与他人交流时，你总是选择最适宜的场所尽量让对方感到满意吗？（　　）

    A. 一贯如此

    B. 多数情况是这样的

    C. 偶尔如此

(5) 在和上司交谈时，你会感到紧张吗？（　　）

    A. 从来不会　　　　　　B. 偶尔会　　　　　　C. 经常会

(6) 你和那些与你性格、气质、生活方式不同的人相处的时候，会有怎样的状况？（　　）

    A. 几乎很难相处，或不能相处

    B. 适应比较慢

    C. 能够很快适应

(7) 与人谈话时，你的眼睛是否会注视着对方？（　　）

    A. 是的　　　　　　　　B. 偶尔是这样　　　　C. 经常看着别处

(8) 公司会议上，你是否经常打断他人的讲话？（　　）

    A. 常常这样　　　　　　B. 偶尔这样　　　　　C. 从来不会

(9) 与人说话时，你手的动作是怎样的？（　　）

    A. 经常用手捂着嘴　　　B. 喜欢打手势　　　　C. 几乎不用手势

(10) 当他人批评你时，你会有什么反应？（　　）

    A. 对的就听，不对的就表示坚决反对

    B. 一听到批评就急于辩白，甚至顶撞对方

    C. 对的就听，不对的听过且过

拓展阅读

得分表见表 3.1。

表 3.1

试题	A	B	C
1	1	5	3
2	1	3	5
3	3	5	1
4	5	3	1
5	5	3	1
6	1	3	5
7	5	3	1
8	1	3	5
9	1	5	3
10	3	1	5

心理测试结果：

A. 总得分为 39～50 分：你很擅长沟通，懂得沟通的技巧，无论走到哪里，你都是一个深受大家欢迎的人。

B. 总得分为 19～38 分：你有一定的沟通能力，但还需加强。

C. 总得分为 10～18 分：你的沟通能力一般，需要多加训练提升。

本章小结

本章主要讲解老年服务沟通的内涵及分析老年服务的沟通过程，主要内容包括老年服务沟通的认识、老年人服务沟通的过程和技巧及老年服务沟通的运用举要。通过学习，要了解老年服务沟通的内涵及作用，掌握老年服务沟通的全过程，能够为老年服务沟通过程做好准备，并开展老年服务沟通的个案分析与处理。

情境回放

很大一部分老年人受到了传统观念的绑架，持有"养儿防老""子女把父母送到养老院就是不孝顺"的观点。遇到这种状况时，不应对老人采取强硬措施，而是要想办法帮助他们打开视野，及时解释，辅导疏通他们的心理压力，助力老人走出自己的传统观念。但这个过程并不只是一两句的简单沟通，而是需要大量的时间和耐心。

很多人对于养老院的认知还停留在"条件不好，去了就是花钱买罪受"的程度上。但事实上，如今的养老院所配套的设施和服务人员比以往更加优秀且专业，无论是日常照护、营养膳食，还是医疗设施、身体健康监测与治疗，或是老年人的心理建设等，都是无微不至的。假如老年人担心这个问题，在挑选养老院时就可以带着他们一起，让他们亲身感受养老院的环境、设施和生活条件。这也许会多花费一些时间，但在寻找的过程能够减轻老年人对于生活质量的担忧，也能让他们看见儿女为自己考虑的心情和事实。

　　去了养老院后，老年人与家人相见的次数和时间都大打折扣，他们就会觉得在养老院被家人遗忘抛弃了。这种情况下，儿女应让老人明白：送他们去养老院并不是不再照顾他们了，在工作闲暇之余儿女会经常去养老院看望老人，并把老人接回家里住两天，让他感到自己仍是家庭中很重要的一员。同时鼓励他们多交朋友、多参与养老院组织的集体活动，这样，精神需求自然得到了满足。当然，最终是否去养老院，要视每个家庭的实际情况来确定，尤其是要充分尊重老人的意愿。子女应该做的是理解老人，时刻有替老人着想的心，为他们寻找一个专业、舒适、安心的场所来度过晚年。

"课岗证赛"融通实训

实训名称	老年照护过程中的沟通		实训学时	2
实训方法	角色扮演、情境模拟			
实训条件	多媒体教室、白板或黑板			
实训目标	能够依据老年照护中的实际工作任务按照沟通的流程进行有效沟通，有效排除沟通的障碍，避免纠纷			
实训情境	张爷爷有心脏病，他需要长期服用预防心脏病的一种药。一天，他告诉护理员小张："我治疗心脏病的药快吃完了，请给管理人员说一声儿，帮我给女儿打电话，过几天给我带点儿治疗心脏病的药来。"护理员小张告诉管理人员："张爷爷的心脏病发作了，他请你给其女儿打电话，带治疗心脏病的药来。"管理人员给其女儿打电话没人接，给其孙子打电话说了。其孙子告诉其女儿："爷爷心脏病发作了，养老院打电话叫你带爷爷去买药。"其女儿非常着急的打车赶到养老院，准备把老人送医院，结果老人说只是治疗心脏病的药快要服用完了，不是心脏病发作了。其女儿非常气愤地去找领导，说这里的管理太混乱了。			
实训指导	由五名同学组成小组分别扮演张爷爷（奶奶）和小张，管理人员，老人家属，完成以上沟通过程，注意沟通的技巧和艺术消除老人及其女儿的不满情绪			
实训形式	团队任务	团队成员		得分
阶段任务内容（50分）	阶段任务要求、完成情况			
收到任务，分析任务（5分）	收到任务后，组成小组，并分析任务内容			
形成小组，明确分工（5分）	根据任务情境，分担模拟角色，分工明确			
小组讨论（10分）	态度认真、积极参与、合理分析老人及其女儿的心理，并注意沟通的技巧和艺术			
现场模拟（10分）	根据沟通的现场表现从语言表达能力、综合业务素质等角度进行评价			
心得体会（5分）	能够较好地进行沟通，有耐心、有责任心，体现了沟通的技巧和艺术			
考核评价	自我评价（5分）	1. 能认真参与活动，积极准备自我介绍； 2. 能够正确认识专业及未来的工作岗位；		
	同学评价（5分）	3. 能够了解未来服务对象，并有针对性地进行自我介绍； 4. 能够较好地进行沟通，有耐心、有责任心，体现了沟通的技巧和艺术；		
	教师评价（5分）	5. 能高质量完成沟通任务		
总得分：				

课后练习题

1. 简答题

（1）简要说明老年服务沟通的界定。

（2）简要说明老年服务沟通的意义。

（3）简要说明老年服务沟通的过程。

（4）试述老年服务沟通的准备工作应该如何来进行？

（5）如何巧妙地对老人提出建议、意见或批评？

（6）如何巧妙地拒绝老人？

2. 案例分析题

张阿姨从新闻中得知伴有基础疾病的老年人是新冠肺炎疫情中的高风险人群，因为她本人患有糖尿病，因此，得知这一情况后非常焦虑，每天要求护理员给她多次测量体温，还不知道从哪里购买了一些"特效药"，说是能够预防新冠肺炎，还劝说养老院的其他老人也去买，但是养老院已经封闭管理，不能外出，她就要求她的女儿替她购买，尽管女儿也不认同，但是担心老人焦虑，就同意帮其购买。由于养老院封闭管理，不能取送物品，张阿姨就跑到护理员小郑处，要求护理员代为取药品。护理员小郑拒绝后，张阿姨十分不满，投诉了护理员小郑。

请分析小郑的做法是否正确？如何与张阿姨及其家人进行沟通效果更好？

第4章 老年服务沟通中的语言沟通和非语言沟通

 学习目标

【知识目标】

1. 了解语言沟通和非语言沟通的内涵与外延；

2. 明确老年服务沟通的语言内容选择的原则；

3. 理解语调、语气和情绪控制的原则；

4. 明确肢体语言、表情、环境、语言的含义。

【技能目标】

1. 学会运用恰当的语调、语气和情绪进行服务沟通；

2. 能辩驳老年服务沟通中语言内容的正误；

3. 能在服务沟通中恰当使用肢体语言；

4. 学会营造合适的环境来实现良好的服务沟通情感目标。

【素质目标】

1. 自觉地根据老年人身心和性格特点，选择语言沟通内容；

2. 综合语言沟通和非语言沟通技巧，提高服务质量；

3. 形成在沟通中良好的肢体语言习惯。

【情境导入】

护理员小文在养老机构已经工作 3 年了，几乎所有的老人都认识她，而且她非常受欢迎，每年考核的评价也很高。小文虽然年纪很轻，但是已经当上了楼层的护理主管，同来的小张很是不解，同样是护理员的工作，她也非常尽心尽力去服务老人，为何老人们更加喜欢小文呢？带着这样的疑问，她认真地跟小文取经，小文说，你跟我去一趟我负责的楼层吧，到达工作区之后，小文就逐个房间查房。

走到张奶奶房间，她对张奶奶说："张奶奶，您今天还没有弹琴吧，您这琴声可是专业级的，大家都盼着呢。"张奶奶乐呵呵地说："你这丫头，天天催我弹琴，我想歇歇都不行。"原来张奶奶是一名退休的音乐教师，特别喜欢弹琴，刚到养老院时弹琴没有人欣赏，经常会闷闷不乐。

接着她又走到了李奶奶房间，她对李奶奶说："李奶奶，听说昨天您的小孙子来看您来了，大家都夸奖他淘气机灵得很，还说小孙子聪明懂事呢。"李奶奶高兴地说："可不嘛，这个孩子打小的时候是我一手带大的，可聪明了……"李奶奶打开了话匣子，拽着小文的手就聊了起来。小文说："李奶奶，我真想多听听您是怎么教育培养您小孙子的，我好想跟你学学，但是我还得先去查房，等下午您午休结束了，我再来跟您学习。"

走到第三个房间，两位爷爷正在下棋，小文边查房边说："两位领导，今天是不是要一决高下啊，下棋重要，可别忽视了身体，身体是革命的本钱啊。您二位可是养老院的重量级人物，咱们那些重要的活动还得你们帮忙组织和协调呢。"原来两位老人都是退休的老干部，特别热心，而且有组织能力，老人们的活动很多都是两位提议和组织的。两位爷爷都哈哈大笑："我们当了一辈子的领导，现在倒是被你这个小丫头领导了。"小文说："我这哪是领导啊，我这是把你们当我自己的爷爷，哪有爷爷不帮自己孙女的道理啊。"

接下来，小文又带着小张走了三个房间，小文总是能够很热情的服务这些老人，而且能热络地聊老人感兴趣的话题。小张也终于明白了为什么小文那么受欢迎，她拿出笔记本，记录下了她的收获。

请分析并讨论：为什么小文的服务对象对她很满意？如果你是小张，接下来你会怎么做？

4.1 老年服务中的语言沟通

【名人名言】

对人来说，语言是治愈烦恼的医生。因为唯有它才具有治愈灵魂的不可思议的力量。而且古代贤人就把语言称之为"妙药"。

——米南德［古希腊］

语言和非语言是进行老年服务沟通的基本方式，也是交流和沟通的感觉介质。随着老年人自我保护意识的不断增强，鉴于老年人独特的生理、心理特点，语言和非语言的沟通在老年服务过程中具有重要的意义。恰当有效的语言和非语言沟通，对提高老年服务质量，提升老年人的满意度具有促进作用。

4.1.1 语言沟通概述

1. 语言沟通的含义

语言是人类特有的一种非常好的、有效的沟通方式。语言沟通，就是借助语言符号来进行的沟通形式，可分为有声语言沟通［即口头语言沟通（如交谈、演讲等）］和无声语言沟通［即书面语言沟通（如写信、记录、书籍等）］。

2. 有效语言沟通的要点

（1）你要说什么。确定沟通目标是有效沟通的重要前提。沟通的主题要始终围绕着沟通目标进行，否则，沟通得再多都是无效的沟通。

（2）你要怎样表达。这里主要讨论语言选择的四个重要方面，即清楚、说话有力、生动和道德。

1）清楚是思想依靠语言的精确和简练，以能立即被理解的方式表达出来的风格为特色。

2）说话有力的人被视为更可信、更有吸引力和更有说服力的人。为了获得有力的说话方式，我们应该避免一些特定的沟通行为，包括避免模棱两可的话和修饰性词语，如"我猜想""某种…"这些表达方式；消除"啊""你知道"这些含糊的表达方式；避开附加提问，即以陈述开始以问题结束的表述，如"这次的中秋联欢会很有趣，是吗？"附加提问使说话者显得不果断；不要使用否认自己的表达，否认自己的表达是那些辩解或请求听者原谅自己的词语或表达方式，如"我知道你或许不同意我的观点""但是 ……"及"我今天确实没有准备讲话"等。

3）生动是一种把思想以引起逼真想象或联想的方式来表达的风格特色。生动也出自说话方式的独特形式。

4）道德沟通是诚实、令人满意和考虑他人权利的沟通，当沟通者讲述真相时，沟通是诚实的；当沟通者考虑听者的情感时，它是令人满意和为他人着想的。

（3）你在对谁说话。在沟通之前需要明确一个问题是沟通的对象是谁，根据不同的沟通对象，选择的沟通方式、沟通策略、沟通技巧都会不同。

（4）你在发送什么样的变形信息。在语言沟通中，信息的传递受到众多因素的影响，如情绪、语调、语气、表情等，这些因素都会对信息的传递产生影响。

3. 语言沟通的礼仪

（1）表情认真。在倾听时，要目视对方，全神贯注，不能东张西望，心不在焉的表情会让对方感到很不舒服。交谈时，双方目光接触应该占总的交谈过程的一半以上，但并不意味着你应该目不转睛地盯着对方的眼睛，这样会让对方感到不舒服。

（2）动作配合。自己接受对方的观点时，应以微笑、点头等动作表示同意。身体后仰、抱着胳膊、跷着腿，从心理学角度看，是对对方保持警戒的状态。歪着脑袋，摇头晃脑，容易使人误以为"是不是对我的意见不满意"？另外，不停地抖腿、转动手中的笔、两手紧握弄得关节嘎嘎作响，都是应该引起注意的无意识的坏习惯。

（3）语言合作。在听别人说话的过程中，不妨用"嗯"或"是"等词加以回应，表示自己在认真倾听。发音准确，在交谈中要求发音标准。读错音、念错字、口齿不清、含含糊糊都让人听起来费劲，而且有失自己的身份。在公共场合交谈时，应用标准的普通话，不能使用方言、土话，这也是尊重对方的表现。在一般交谈中，应讲中文，讲普通话，无外宾在场，最好慎用外语，否则会有卖弄的嫌疑。

（4）用词要委婉。在交谈中，应当力求言语含蓄温和。如在谈话时要去洗手间，不便直接说"要去厕所"，应说"对不起，我出去一下，很快回来"，或其他比较容易接受的说法。

（5）礼让对方。在交谈中，应以对方为中心，处处礼让对方，尊重对方，不随便插话。在交谈中，说话的口气一定要做到亲切谦和，平等待人，切忌随便教训、指责别人。

（6）内容简明。在交谈时，应言简意赅，要点明确。

【案例 4.1】　李奶奶只有一个女儿。丈夫去世以后，她由于身体不好，搬到女儿家住。开始还好，可后来女儿下岗了，一时又找不到工作，一家老少四口都靠女婿一个人的工资生活。孩子上学需要钱，老人看病需要钱。女儿因心情不好，常在家里发脾气，李奶奶听了委屈地说："我要是有个儿子也不至于拖累你们啊。"女儿着急地说："妈，您就别说那些没用的话了。"会说话的女婿则热情地对岳母说："妈，您这样想就错了，过去有句老话是'一个女婿半个儿'，如今时代变了，男女都一样，就该是'一个女婿一个儿'了。您想，往后都是独生子女，女婿和儿子不就都一样了吗？您老往后不要把我当外人，从我们结婚那天起，我就认定您是我的亲妈了，您是不是嫌弃我这个儿子呀？"几句话说得李奶奶老泪纵横，感动不已。

分析： 沟通需要一定的艺术和技巧，沟通能力强的女婿了解岳母的心理，真诚地与岳母沟通，得到了岳母的认同。

4.1.2　老年服务语言沟通的过程

1. 事前准备

老年服务沟通中，工作人员需要了解沟通的背景情况才能更好地开展沟通工作，这些情况包括心理背景、物理背景、社会背景和文化背景。

（1）心理背景。心理背景是指沟通双方的情绪和态度。它包含两个方面的内涵，一是沟通者的心情，情绪处于兴奋、激动状态还是处于悲伤、焦虑状态，沟通者的沟通意愿，沟通行为是截然不同的。后者往往沟通意愿不强烈，思维也处于混乱状态。二是沟通者对对方的态度，如果沟通双方彼此敌视或关系淡漠，沟通过程则常由于偏见而出现误差，双方都较难准确理解对方思想。

（2）物理背景。物理背景是指沟通发生的场所。特定的物理背景往往造成特定的沟通气氛，在一个千人礼堂演讲与在自己办公室慷慨陈词，其气氛和沟通过程是大相径庭的。

（3）社会背景。社会背景是指沟通双方的社会角色关系。对不同的社会角色关系有着不同的沟通模式，上级可以拍拍你的肩膀，告诉你要以厂为家，但你绝不能拍拍他的肩头，告诉他要公而忘私。

（4）文化背景。文化背景是指沟通者长期的文化积淀，也是沟通者较稳定的价值取向、思维模式、心理结构的总和。

根据对于沟通者的背景情况的调查，工作人员要做好情绪上的准备、礼仪上的准备、物料上的准备及话术方面的准备等。

2. 确认需求

确认需求就是通过有效提问、积极聆听、及时确认等方式探索对方的需求。

沟通中，提问和聆听是常用的沟通技巧。在沟通过程中，首先要确认对方的需求是什么，如果不明白这一点就无法最终达成一个共同的协议。其次要了解别人的需求、了解别人的目标，就必须通过提问来达到。沟通过程中有说、听、问三种行为。

提问是非常重要的一种沟通行为，因为提问可以帮助人们了解更多、更准确的信息，所以，提问在沟通中会常用到。提问可以使人们获取足够的信息，还能够帮助人们控制沟通的方向、控制谈话的方向。常见的提问方式有开放式提问和封闭式提问。

例如，你向航空公司订一张去上海的机票。

开放式提问："我想问一下，去上海都有哪些航班，各航班的时间为几点？"服务人员就会告诉你非常多的信息。

封闭式提问："有 4 点去上海的航班吗"？回答可能是没有，你又问："有 5 点的吗"？没有，"6 点的呢"？回答很有可能是也没有。你会问："那到底有几点的呢？"服务人员会告诉你："有 4 点 10 分、4 点 40 分、5 点 15 分、5 点 45 分的航班。"

所以，应注意在沟通的过程中区分两种不同提问方式的特点，正确提问有利于提高沟通的效果。

封闭式提问可以节约时间，容易控制谈话的气氛。但封闭式的问题不利于收集信息，简单地说封闭的问题只是确认信息，确认是不是、认可不认可、同意不同意，不足之处就是收集信息不全面。还有一个不好的地方就是用封闭式提问的时候，对方会感到有一些紧张。

开放式提问收集信息全面，得到更多的反馈信息，谈话的气氛轻松，有助于帮助分析对方是否真正理解你的意思。但开放式提问浪费时间，谈话内容容易跑偏，就像在沟通的过程中，人们问了很多开放式问题，结果谈到后来，无形中的话题就跑偏了，离开了最初的谈话目标。一定要注意，收集信息要用开放式提问，特别是确认某一个特定的信息是否适合用开放式提问。

沟通是一个双向过程，把话说好是一种能力，但听明白对方说话的意思，特别是弦外之音也同样重要，倾听是有效沟通的基础。只有真诚有效的倾听对方，让对方感到认同与尊重，才能使交流过程顺利、有效地进行。同时，通过倾听对方，能更有效地获取对方的有效信息，有利于进行语言组织和话题选择，使沟通更有效地进行。有效倾听要体察对方的感觉。一个人感觉到的往往比他的思想更能引导他的行为，越不注意人感觉的真实面，就越不会彼此沟通。体察感觉，意思就是指将对方的话背后的情感复述出来，表示接受并了解他的感觉，有时会产生相当好的效果。

及时确认就是要注意反馈。倾听别人的谈话要注意信息反馈，及时查证自己是否了解对方。你不妨这样："不知我是否了解你的话，你的意思是……"一旦确定了你对他的了解，就要进入积极实际的帮助和建议。要抓住主要意思，不要被个别枝节所吸引。善于倾听的人总是注意分析哪些内容是主要的，哪些是次要的，以便抓住事实背后的主要意思，避免造成误解。要关怀、了解、接受对方，鼓励他或帮助他寻求解决问题的途径。

3. 阐述观点

阐述观点就是怎么样把你的观点更好地表达给对方，这是非常重要的，也就是说自己的意思说完了，对方是否能够明白，是否能够接受。那么在表达观点的时候，有一个非常重要的原则：FAB 的原则。FAB 是一个英文的缩写：F 就是 Feature，即属性；A 就是 Advantage，此处翻译成作用；B 就是 Benefit，即利益。在阐述观点的时候，只有按这样的顺序来说，对方才能够听懂和接受。

4. 处理异议

在沟通过程中，有可能会遇到对方的异议，即对方不同意你的观点。在工作中想说服别人是非常困难的，同样别人说服你也是非常的困难。因为成年人不容易被别人说服，只有可能被自己说服。所以，在沟通过程中一旦遇到异议之后就会产生沟通的破裂。

当在沟通过程中遇到异议时，我们可以采用的一种类似于借力打力的方法叫作柔道法。你不是强行说服对方，而是用对方的观点来说服对方。在沟通中遇到异议之后，首先了解对方的某些观点，然后当对方说出了一个对你有利的观点的时候，再用这个观点去说服对方。即在沟通中遇到了异议要用柔道法让对方自己来说服自己。

5. 达成协议

沟通的结果就是最后达成了一个协议。是否完成了沟通，取决于最后是否达成了协议。需要注意的是，达成协议要有三个步骤：第一个是感谢，要善于发现别人的支持，并表示感谢，对别人的结果表示感谢；第二个是愿与你合作的伙伴和同事来分享你的结果，并积极地转达内部、外部的一些反馈意见；第三个是对合作者的杰出工作给予回报，给予他肯定。

【案例 4.2】 一天，华生先生在一个邮局里排队等着发一封挂号信。他对自己说："我要让那个邮务员喜欢我，必须说一些关于他有趣的事情，而不是我的。"他接着问自己："他什么地方值得赞赏呢？"这个问题不宜回答，因为对方是一个素昧平生的陌生人。但是，华生先生很容易地从这邮务员身上有了发现，找出一件值得称赞的事情了。

当到华生先生时，他微笑地说："我真希望有像你这样好的头发！"那邮务员抬起头，惊讶了一瞬间后微笑地回答："不如从前那样好了。"华生先生很明确地告诉他，也许不如过去有光泽，不过现在看来仍然很美观。他们愉快地聊了几句，最后邮务员骄傲地说："很多人都夸奖过我的头发。"

你敢相信吗？那位邮务员这一天一定会很高兴，他回家后还会跟亲人说这件事，还会对着镜子说："我的头发的确很好呢！"

从这个邮务员身上，你会想到什么呢？如果我们过于自私，只想从别人身上得到什么，而不乐意付出，那我们注定是要失败的。

华生先生简单的一句赞美之言，确实不算什么付出，但是他却获得一些非常贵重的东西，这就是他为那个邮务员做了一件不需要他回报的事情。那件事情无论过了多久，在这个邮务员的回忆中，华生先生的话仍然会闪耀着光芒。

分析： 赞美是我们能够给予和接受的最珍贵的礼物之一。当我们赞美别人时，至少会使两个人感觉非常棒，一个是给予赞美的人，另一个是接受赞美的人。学会感谢，给予赞美，多一些鼓励、帮助、理解和赞赏，在生活、工作之中会取得意想不到的收获。

6. 共同实施

在达成协议之后，要共同实施。达成协议是沟通的一个结果。但是在工作中，任何沟通都意味着一项工作的开始，要共同按照协议去实施，如果我们达成了协议，可是没有按照实施，那么对方会觉得你不守信用，就会失去对你的信任。我们一定要注意，信任是沟通的基础，如果你失去了对方的信任，那么下一次沟通就变得非常的困难。所以，作为一名工作人员，在沟通的过程中，一定要努力按照所有达成的协议去实施。

4.1.3 老年语言沟通的注意事项

【名人名言】

语言本身蕴含着巨大的能量，是可以帮助解决情感表达的问题。

——雅科布松

1. 善用尊称和敬语

尊重对方是沟通的基石。尊重老年人是老年服务沟通的前提，也是语言沟通的前提，被尊重是老年人最基本的心理诉求。经历了人生的风风雨雨，老年人有自己的处世哲学，也希望自己能够受到尊重，尊重是老年服务沟通双方达成良好互动关系的基础。在沟通用语上，需要尊重老年人的习惯、性格、能力和情感需要。老年服务沟通是与老年人打交道的过程，在这个过程的初始阶段，老年人对别人怎么称呼自己是比较在意的，准确的称呼和恰到好处的敬语表达的是对老年人的尊重和友好，不恰当的称呼和不尊敬的语言会让老年人感觉不快，影响服务的品质和服务对象的感受。例如，小黄在出差途中，与邻座的一位老大爷聊天，言谈中他问道："哎，你几岁了？"老人听了没好气地说："三岁！"小黄听了十分尴尬，双方的交流也由此中断。小黄对老大爷没有称谓，没使用敬语，引起了老大爷的不快，造成沟通中断。

　　在老年服务工作中，对老年人是有习惯性称谓的，尊老敬老首先就体现在如何称呼老年人上，如"老大爷""老大妈""老人家"等以老字开头的称谓虽是一种尊称，但能让双方较为熟悉并能迅速拉近双方关系的称谓有"大妈""大爷""阿姨""叔叔"等具有比较强的亲近感。

拓展阅读

初次见面说"久仰"，分别重逢说"久违"。

征求意见说"指教"，求人原谅说"海涵"。

求人帮忙说"劳驾"，求人方便说"借光"。

麻烦别人说"打扰"，向人祝贺说"恭喜"。

请人看稿称"阅示"，请人改稿说"斧正"。

求人解答用"请问"，请人指点用"赐教"。

托人办事用"拜托"，赞人见解用"高见"。

看望别人用"拜访"，宾客来至用"光临"。

送客出门说"慢走"，与客道别说"再来"。

陪伴朋友用"奉陪"，中途先走用"失陪"。

等候客人用"恭侯"，请人勿送叫"留步"。

欢迎购买叫"光顾"，归还原主叫"奉还"。

欢迎购买叫"光顾"，归还原主叫"奉还"。

对方来信叫"惠书"，老人年龄叫"高寿"。

自称礼轻称"薄礼"，不受馈赠说"返璧"。

被人帮助说"谢谢"，对方家庭叫"府上"。

自己家庭叫"寒舍"，对方父亲叫"令尊"。

对方母亲叫"令堂"，问道年龄叫"贵庚"。

问道姓啥叫"贵姓"，问道职务叫"称谓"。

问道姓名叫"大名"，对方男孩称"公子"。

对方女孩称"令爱"，对方妻子称"夫人"。

2. 使用老年人易懂的语言

老年人成长生活的年代与服务者成长生活的年代不尽相同，时代背景不同，话语也不尽相同，而如今信息呈现爆炸性的扩散传播，各种各样的传播媒介在传播信息的同时带来了很多新的语言和词汇，也有一些舶来词汇。在拥有先进的传播媒介，又最容易接受新鲜事物的人群中，流行语和网络语言很快就能盛行，但是老年人因为心理、生理原因和对信息资源的获取手段相对贫乏，他们接收信息的速度、数量和尺度都是受限的，像很多老年人对如"小清新""浮云""神马"等词汇的理解，与熟知流行语的年轻人对这些词汇的理解是不同的。

3. 避免老年人忌讳的话题

老年人的生活节奏和生活重心与其年轻时候已经大不相同，在心理上开始产生失落感和孤独感，也变得敏感，失去自信心，有时会觉得老了不中用了。再加上身体机能的日益退化及疾病，开始变得焦虑而缺乏安全感。作为老年服务工作者，在日常生活中与老年人的沟通是相当频繁的，语言沟通中的话题选择尤为谨慎，如否定老年人的能力，老年人忌讳被当作没用的人，不想让人觉得自己老了就不中用了，他们还是希望自己的阅历和见识能为年轻人提供参考和帮助的，认为对自己能力的否定是一种无礼；再如评价老年人的家务事，老年人会与服务人员谈论家庭里的琐事甚至是矛盾，如果在不了解情况的时候妄下定论进行评价，就会使老年人产生反感和抵触；又如谈论死亡，日暮夕阳的老人对死亡有天然的恐惧，这是一种负能量，很多老年人得知自己患病后会以消沉的态度来逃避，因而老年服务工作者要传递信心和希望，除非情况特殊，其他时间应尽量避免提及死亡话题。

4. 用语清晰、具体并重复

老年人由于听力、记忆力、思维能力和理解能力都有不同程度的减退，因而在服务沟通中作为服务者，最重要的就是用语表达要清晰、具体。许多问题和误解就是因为模糊的语言沟通用语而产生的。作为老年服务工作者，要做到清晰、具体地沟通，表达语义时要清楚，避免语义表达模糊。注意自己所使用的词汇必须准确无误，用语能够正确清晰地表达自己的意思，否则老年人读不准确的用语的时候，容易产生误会。

5. 用语态度要耐心宽容，语言表达善意和赞美，能够换位思考

老年服务工作者会面对各种老年人，在与老年人沟通时要耐心地倾听，不可粗暴、打断或表现出不耐烦的情绪，要对老年人有宽容之心。在语言沟通中，无论是以口头还是书面的沟通形式，服务人员的宽容和耐心均应体现在用语中，承认和接受老年人不同的看法，不忙于加以否定，宽容老年人在沟通中带有不良情绪，以真诚的态度化解老年人的不良情绪从而化解误会。在老年服务沟通中，语言沟通的另外一个特点是言语中应表达和传达出善意和赞美。老年人由于脑组织的软化，大脑对情绪、情感的控制力减弱，有可能导致其

敏感且缺乏自信，服务者对其进行赞美能满足老年人的自我意识，善意和赞美的语言沟通能让老年人更加愉悦。换位思考是老年服务沟通成功的本质，在与老年人进行语言沟通的时候，强调换位思考是最本质的要求，也是选择语言内容和选择语气态度的基本出发点，是理解老年人的途径。

6. 做一个热诚的倾听者

当老年人开始谈起来时，你要做一个热诚的倾听者。这时，你的倾听态度要诚恳认真，眼睛温和而专注地注视老人，而且情感要随着老年人的情感起伏而有所变化。同时，还要表达自己的同情和理解，给予老人积极的回应。在谈话过程中，万一有事谈得不如意或老人情绪有变时，尽量不要劝说，用手轻拍老人的手或肩膀以作安慰，稳定情绪，然后尽快扯开话题。

知识链接

赞美别人的技巧和原则

（1）真诚。每个人都珍视真心诚意，它是人际交往中最重要的原则。英国专门研究社会关系的卡斯利博士曾说过："大多数人选择朋友都是以对方是否真诚而决定的。"

（2）讲究场合，合乎时宜。赞美的效果在于见机行事、适可而止。当别人计划做一件有意义的事情时，开头的赞美能激励他下决心做出成绩，中间的赞美有益于对方再接再厉，结尾的赞美则可以肯定成绩，指出进一步的努力方向，而达到"赞美一个，激励一批"的效果。

（3）具有特点。人的素质有高低之分，年龄有长幼之别，因人而异、突出个性、有特点的赞美比一般化的赞美能收到更好的效果。

（4）赞美一个人的行为或贡献比赞美他本人好。当赞美一个人的行为或贡献时，你的赞美更显得真诚，如果别人知道他的确值得被赞美，会获得最佳的效果。赞美行为比赞美本人更可以避免功利主义或偏见。

（5）翔实具体。在日常生活中，人们有非常显著成绩的时候并不多见。因此，交往应从具体的事件入手，善于发现别人哪怕是最微小的长处，并不失时机地予以赞美。赞美用语越翔实具体，说明你对对方越了解，对他的长处和成绩越看重。

4.2　老年服务中的非语言沟通

【名人名言】

有许多隐藏在心中的秘密都是通过眼睛被泄露出来的，而不是通过嘴巴。

——爱默生

4.2.1　非语言沟通概述

1. 非语言沟通的含义

非语言沟通是指使用除语言符号以外的各种符号系统，包括形体语言、副语言、空间利用及沟通环境等进行沟通。在沟通过程中，信息的内容部分往往通过语言来表达，而非语言则作为提供解释内容的框架，来表达信息的相关部分。因此，非语言沟通常被错误地认为是辅助性或支持性角色，这种观点是不正确的。根据统计学的统计结果表明，在沟通过程中，语调和表情大约占了整个沟通重要程度的93%，而语言仅仅能占到7%。

非语言沟通的功能作用就是传递信息、沟通思想、交流感情。归纳起来有以下几点：

（1）使用非语言沟通符号来重复语言所表达的意思或加深印象的作用，具体如人们使用自己的语言沟通时，附带有相应的表情和其他非语言符号。

（2）替代语言。有时候某一方即使没有说话，也可以从其非语言符号上得到信息，如面部表情上看出他的意思。这时候，非语言符号起到代替语言符号表达意思的作用。

（3）非语言符号作为语言沟通的辅助工具，又作为"伴随语言"，使语言表达得更准确、有力、生动、具体。

（4）调整和控制语言。借助非语言符号来表示交流沟通中不同阶段的意向，传递自己的意向变化的信息。

（5）表达超语言意义。在许多场合，非语言要比语言更具有雄辩力。高兴的时候开怀大笑，悲伤的时候失声痛哭，当认同对方时深深地点头，要比语言沟通更能表达当事人的心情。

【案例4.3】　英国首相丘吉尔有一张怒容满面、目光炯炯的照片。据说这是加拿大摄影家卡希的杰作。当时丘吉尔刚步入镜头之内，卡希猛然向前，一把夺下了他的烟，首相毫无思想准备，一时勃然大怒，双目圆睁，一手叉腰，气势咄咄逼人。后来这张照片就成为第二次世界大战时英伦三岛"永不投降"的精神象征，不能不说这是人的面部语言成功运用的一个有力证明。

分析： 在沟通过程中，语调和表情等非语言沟通形式同样发挥重要的作用。

2. 非语言沟通的特点

（1）无意识性。例如，与自己不喜欢的人站在一起时，保持的距离比与自己喜欢的人要远一些；有心事，不自觉地就给人忧心忡忡的感觉。

正如弗洛伊德所说，没有人可以隐藏秘密，假如他的嘴唇不说话，则他会用指尖说话。一个人的非言语行为更多的是一种对外界刺激的直接反应，基本都是无意识的反应。

（2）情境性。与语言沟通一样，非语言沟通也展开于特定的语境中，情境左右着非语言符号的含义。相同的非语言符号，在不同的情境中，会有不同的意义。同样是拍桌子，可能是"拍案而起"，表示怒不可遏；也可能是"拍案叫绝"，表示赞赏至极。

（3）可信性。当某人说他毫不畏惧时，他的手却在发抖，那么我们更相信他是在害怕。英国心理学家阿盖依尔等人的研究结果表明，当语言信号与非语言信号所代表的意义不同时，人们相信的是非语言所代表的意义。

由于语言信息受理性意识的控制，容易作假，人体语言则不同，人体语言大都发自内心深处，极难压抑和掩盖。

（4）个性化。一个人的肢体语言，同说话人的性格、气质是紧密相关的，爽朗敏捷的人同内向稳重的人的手势和表情肯定是有明显差异的。每个人都有自己独特的肢体语言，它体现了个性特征，人们时常从一个人的形体表现来解读他的个性。

3. 语言沟通与非语言沟通的区别

（1）方式不同。语言沟通以语言符号为载体实现沟通，主要包括口头沟通、书面沟通和电子沟通等。

非语言沟通使用除语言符号外的各种符号系统，包括形体语言、副语言、空间利用及沟通环境等。

（2）作用不同。语言沟通在词语发出时开始，它利用声音一个渠道传递信息，它能对词语进行控制，是结构化的，并且是被正式教授的。

非语言交流是不用言辞表达的，是社会所共知的人的属性或行动，这些属性和行动由发出者有目的地发出，由接收者有意识地接受并可能进行反馈。

（3）特点不同。语言沟通是指借助文字进行的信息传递与交流。书面沟通的形式也很多，如通知、文件、通信、布告、报刊、备忘录、书面总结、汇报等。

使用非语言沟通符号来重复语言所表达的意思或来加深印象的作用，具体如人们使用自己的语言沟通时，附带有相应的表情和其他非语言符号。

4.2.2 非语言沟通的类型

传统上，非语言沟通有六种形式，分别是肢体语言、目光接触、人际距离、时间控制、实物与环境类语言。在本节中，结合养老服务沟通实际，我们重点介绍肢体语言、目光语言、动态语言、触摸语言、时间语言等非语言沟通类型的应用。

【案例 4.4】　有一位表演大师上场前，他的弟子告诉他鞋带松了。大师点头致谢，蹲下来仔细系好。等到弟子转身后，又蹲下来将鞋带解松。有个旁观者看到了这一切，不解地问："大师，您为什么又要将鞋带解松呢？"大师回答道："因为我饰演的是一位劳累的旅者，长途跋涉让他的鞋带松开，可以通过这个细节表现他的劳累憔悴。"旁观者又问："那你为什么不直接告诉你的弟子呢？"大师回答说："他能细心地发现我的鞋带松了，并且热心地告诉我，我一定要保护他这种热情的积极性，及时地给他鼓励，至于为什么要将鞋带解开，将来会有更多的机会教他表演，可以下一次再说啊。"

分析：在沟通过程中，实物与环境语言同样起到传达信息的作用，表演大师饰演劳累的旅者，将鞋带解松这一细节就是用实物与环境语言来说明问题。

1. 体语

肢体语言即体语，是以身体动作等特征表达出来的意义信息系统，如面部表情、手势、姿势、抚摸和拥抱等身体接触的方式，它们可以代替自然语言，辅佐深层次意义的表达。

在老年服务沟通中，体语作为一种"不说话"的语言，是语言沟通的辅助和补充。老年人通过服务工作者的肢体语言来解读发送的信息，老年服务工作人员在沟通过程中需特别注意肢体语言所释放出来的信息含义，以免在沟通中产生误解。

作为仪态的重要组成部分，手势应该得到正确地使用。手势也是人们交往时不可缺少的动作，是最有表现力的一种"体态语言"，俗话说："心有所思，手有所指。"对于沟通双方而言，手也是身体动作中最重要、最容易被关注的部分。它以不同的动作，配合讲话者的语言，传递讲话者的心声。由于个人的习惯不同，讲话的具体情况不同，沟通双方的情绪不同，手势动作也就不同。

从手势的含义和作用来看，手势可以分为两大类：一种是功能性手势，主要用来指示事物的方位或描述事物的形状，如手指前方，向问路的人说"就在前面"，或者用手比画某人的大体身高和身形；另一种是辅助性手势，主要是自觉或不自觉配合自己的语言，表达自己喜怒哀乐所使用的手势。

常用十种手势的含义如下：

（1）"请进"手势。引导客人时，接待人员要言行并举。在餐厅礼仪培训中，首先轻声地对客人说"您请"，然后可采用"横摆式"手势，五指伸直并拢，手掌自然伸直，手心向上，肘作弯曲，腕低于肘。以肘关节为轴，手从腹前抬起向右摆动至身体右前方，不要将手臂摆至体侧或身后。同时，脚站成右丁字步。头部和上身微向伸出手地一侧倾斜，另一手下垂或背在背后，目视宾客，面带微笑。

（2）前摆式。如果右手拿着东西或扶着门时，这时要向宾客作向右"请"的手势时，可以用前摆式，五指并拢，手掌伸直，由身体一侧由下向上抬起，以肩关节为轴，手臂稍曲，到腰的高度再由身前向右方摆去，摆到距身体 5 cm，到不超过躯干的位置时停止。目视来宾，面带微笑，也可双手前摆。

（3）"请往前走"手势。酒店礼仪培训中，为客人指引方向时，可采用"直臂式"手势，五指伸直并拢，手心斜向上，曲肘由腹前抬起，向应到的方向摆去，摆到肩的高度时停止，肘关节基本伸直。应注意在指引方向时，身体要侧向来宾，眼睛要兼顾所指方向和来宾。

（4）"请坐"手势。接待来宾并请其入座时采用"斜摆式"手势，要用双手扶椅背将椅子拉出，然后左手或右手屈臂由前抬起，以肘关节为轴，前臂由上向下摆动，使手臂向下成一斜线，表示请来宾入座。

（5）"诸位请"手势。当来宾较多时，表示"请"可以动作大一些，采用双臂横摆式。两臂从身体两侧向前上方抬起，两肘微曲，向两侧摆出。指向前方向一侧的臂应抬高一些，伸直一些，另一手稍低一些，曲一些。

（6）"介绍"手势。为他人做介绍时，手势动作应文雅。无论介绍哪一方，都应手心朝上，手背朝下，四指并拢，拇指张开，手掌基本上抬至肩的高度，并指向被介绍的一方，面带微笑。在正式场合，不可以用手指点或拍打被介绍一方的肩和背。

（7）鼓掌。鼓掌时，用右手掌轻击左手掌，表示喝彩或欢迎。掌心向上的手势表示诚意、尊重他人，掌心向下的手势意味着不够坦诚、缺乏诚意等。

（8）举手致意。举手致意时，要面向对方，手臂上伸、掌心向外，切勿乱拜。

（9）挥手道别。挥手道别时，要做到：身体站直、目视对方、手臂前伸、掌心向外、左右挥动。

（10）递接物品。递接物品时，双手为宜（至少用右手）、递于手中、主动上前（主动走近接物者，坐着时应站立）、方便接拿。

2. 目光语言

脸是一个人的"晴雨表"。现代人类的表情、动作是人类祖先遗传下来的，因而人类的原始表情具有全人类性、普遍性，是一种有思自现、无师自通的自发性本能。在面部的各器官中，眼睛最富于表现力，被称为"心灵之家"。一个人的眼神既可以表现喜、怒、哀、乐，也可以反映心灵中蕴涵的一切内容。目光属于表情范围。各种表情中特别是眼、眉、嘴等形态变化为他人注目。眼睛是心灵的窗户，目光是心灵的语言，要注意别人用眼睛说话，通常目光的交流总是在先。因此，目光要尽量让别人看起来柔和、友好。目光受情感制约，人的眼睛的表现力极为丰富和微妙，只有把握好自己的内心情感，目光才能充分发挥作用。凡炯炯有神的目光，都给人以感情充沛、生机勃发的感觉；但目光呆滞麻木，则给人以疲惫厌倦的印象；目光凶相毕露，交往必然难以持续。与人见面时，无论是陌生的还是熟悉的，无论是偶然相遇还是如期约会，都要首先睁大眼睛，目视对方，面带微笑，显现喜悦和热情。如果你希望给对方留下很深的印象，就要凝视对方，目光长久交流。行为科学家断言，只有在相互注视到对方的眼睛时，彼此的沟通才能建立。因此，老年服务沟通中的目光接触非常重要，与老年人的目光接触，可以产生许多积极的效应，老年人既自尊又自卑的心理比较明显，要求被重视、被尊重，而目光接触释放出来的含义是表示尊重对方并注意去听对方讲述。

因此，目光接触是老年人与服务工作人员得以有效沟通的桥梁，如服务工作人员可以坐（蹲）在老年人的床边，投以关注的目光、微笑的表情，保持眼睛和老年人的眼睛在同一水平线上，表示出对老年人的尊重，减轻老年人的不安和焦虑，增加信赖感。与人交谈时，不要不停眨眼，不要眼神飘忽，不要怒目圆睁，不要目光呆滞，应始终保持目光接触，表示对对方很尊敬，对话题感兴趣。左顾右盼，表示不感兴趣。不看着对方说话表示藐视，或者心不在焉。最忌讳目光闪烁，盯住对方或逼视、斜视、瞟视，这会使对方产生不信任感。注视他人时，应以对方面部中心为圆心，以肩部为半径，这个视线范围就是目光交流的范围。随着话题内容的变换，目光应做出及时恰当的反映，或喜或惊，用目光会意，使整个交谈融洽和有趣。交谈结束时，目光抬起，表示结束。道别时，目光表现出惜别。

集会场合、演讲之前，要用目光环视全场，表示"请注意，我要开讲了"。在正确把握目光交流的同时，还要学会读懂对方的目光语言，了解其内心活动。目光与表情和谐统一，表示专注，谈兴正浓。目光游离不定，表示不感兴趣。目光斜视表示鄙夷，呆视表示惊讶。

目光接触的技巧有如下四种：

（1）接纳法：你注视着对方，对方向你微笑时，表示对方理解并接纳你；反之，当对方面部无反应或回避你的视线时，表示拒绝接近或暗示不是相互了解的时候。

（2）恋视法：恋视常传递着诚挚、热烈的爱慕之情。这种方法是以爱慕、敬仰、温柔、友善的目光来注视对方。假如对方以同样的目光注视你，你可以报以微笑，表示相互理解；假如对方立即回避你的目光，你也别忙于回避，因为有些暂时的回避，是一种"投石问路"，检查你是不是真情。

（3）回视法：即转身注视。常用于恋视情境中，多次回视表示留恋、情深和真诚的友爱，也可以表示疑惑不解、不懂等。根据情境回视表示不同的意思。

（4）目光确认法：当你的回答需要得到对方肯定时，可以通过目光交流，让对方给予你肯定。

眼神回答大致可分为以下五种：

（1）抱歉。当你注视对方，对方面带愠色时，你可以微笑并迅速转移你的视线，其含义是："对不起，我是无意的。"

（2）谢绝。在你不想让人看你时，你瞥他一眼，扭转身去。其含义是："请别看我，我不喜欢/讨厌你。"

（3）告诫。对对视者视而不见，不屑一顾，是告诫他："我看不上你，你该知趣！"

（4）拒绝。当对方死盯着你，你要拒绝时，最好皱上眉头并还以深深的一瞥。隐含意思是："你这个人十分讨厌！"

（5）警告。当别人送来不怀好意的目光时，你可以敌视对方，发出抗议。其含义是："你想怎样？我很危险，离我远点！"

谈话开始时，不要直接盯住对方眼睛，以防不必要的紧张；一句话快结束时再看对方眼睛"我说得对吗？"若对方还以微笑或点头是表示赞许；没有表示，目光黯淡，可能对方持有不同意见。再插一句，如果你大谈阔论，对方却在不停地看手表，那意思分明在告诉你："你说得差不多了，我有事要先走了。"

在老年服务沟通中，还要避免以下几种目光语言：一是扫视，这种目光语言传达的经常是心不在焉，对谈论的问题不感兴趣的含义；二是闭眼，长时间的闭眼传达的是骄傲自满，不想继续沟通话题的含义，如果闭眼的同时还有仰头和双臂交叉等动作，则有轻视对方的感觉；三是侧视，侧视表示的是轻蔑的态度，会让老年人产生抵触和敌意。

3. 动态语言

动态语言是举止的语言，在一定程度上反映一个人的素质和性格。老年服务工作人员在沟通中要塑造良好的可信赖的职业形象，动态语言是其中一环，冰冷僵硬、粗暴不堪的举止，会给老年人带来厌烦和恐惧心理；沉着冷静、从容端庄的举止，可给老年人留下安全和信任感。

【案例 4.5】 小张是某社区养老服务中心的工作人员，他性格外向，待人热情，关心老人，很有耐心。因此，分配给他的工作是组织社区老年活动，在中心工作的三年间，他获得了老年人们的认可。由于工作任务的调整，今年分配给他的工作是老年人家访，他决心把这个工作任务像组织活动一样做好。这天，他开始第一次到老年人家中进行家访，当迈入独居老人的家时，由于通风条件不佳，室内有异味，小张不自觉地捏住了鼻子，等看到老人家满脸的不开心时，他才意识到要把手放下，小张平时有个惯性动作，一坐下就会抖动双腿，如果碰到紧张的事情，会抖动得更加厉害，由于他第一次进行家访，无疑是很紧张的，加上他意识到自己一进门就捏住鼻子的动作不妥，就更加紧张了。于是，在跟老人交流的过程中，小张一直不停地抖动双腿，他感觉老人对他防备心一直很重，连常规的问题都不愿意回答，刚开门迎客时的热情荡然无存，交流不到 10 分钟，老人家就以需要休息为由下了逐客令，这令小张感到非常挫败。动态语言非常直观地表达了非语言的语义，小张捏鼻子和抖腿的动态语言，无疑引起老人家的反感和抵触，导致服务无法正常进行。

分析：沟通中要塑造良好的可信赖的职业形象，小李的动态语言缺乏礼仪、礼貌、修养，给老年人带来反感和抵触，导致服务无法进行。

在老年服务沟通中，服务工作人员需注意站立、行走、入座和其他动作所传达的意思。当站立与老年人交谈时，可以随着说话有一些手部动作，但是如果动作过大就显得粗鲁、不庄重，更要避免一些下意识的小动作，如抖腿、转笔等。当坐着与老年人交谈时，如果整个人靠坐在椅子上，则有懒散倦怠的意思，让老年人觉得不受重视和尊重，应身体前倾表示关注和投入。

进入个人房间时，不随便坐在老年人的床铺上，不斜倚在老年人的床头、枕头上，在工作场合中，遇到紧急情况不要慌张，大步地奔跑或碎步疾走制造的是紧张的气氛，易引起老年人的恐慌。当与老年人相伴行走时，看着前方只顾着自己走，会让老年人觉得受到冷落，应该在行走的过程中与老年人相伴而行，不时面向老年人进行询问和关照，当推着老年人轮椅走动时，应不时俯首与他进行交流。细小的动态语言都有可能为服务沟通带来不同的效果，恰到好处的动态语言对提高服务质量有促进的作用。

知识链接

　　老年服务沟通中的实用小技巧——微笑。微笑最深层的含义就是表达幸福与快乐。当某人感到发自内心的幸福时，面部就会焕发出愉悦的光彩，展示出迷人的力量，直通人心底的世界，给人以回味、深刻、包容感。一个拥有微笑的人的脸比一个板着脸的人形象更好。任何人都愿意与面带笑容的人打交道。若是一个有身份、有地位的人微笑更能为他增加形象魅力。在经济学家眼里，微笑是一笔巨大的财富；在心理学家眼里，微笑是最能说服人的心理武器；在服务行业，微笑是服务人员最正宗的脸谱。

---

4. 触摸语言

　　触摸语言是通过身体某个部位相互接触来传递信息的语言。它是沟通的一种积极有效的方式，既能增进人们的相互关系，也可以增进老年人与护理人员的情感交往。在老年服务沟通中，工作人员通过亲切的触摸对老年人进行非语言沟通是一种积极有效的方式，可以让老年人感到关心、理解、安慰和支持等正面情感。适时、适地、恰当位置的触摸对老年服务沟通是具有促进作用的。老年人常出现焦虑、沮丧等心理，因而对其心理上的支持往往比生理上的治疗更重要，因此，非语言行为往往非常奏效，如握住老年人的手，耐心倾听对方诉说，适当地给老年人盖被子，理好老年人蓬松的头发，通过皮肤的接触满足老年人的心理需求，用触碰的交流表现出对老年人的理解和关爱，使他们有安全感和亲切感。

5. 老年服务沟通中的实物与环境语言

　　环境是沟通必备的要素。所有的沟通必然都发生在特定的环境中，通过时间环境、空间环境进行信息和情感的传递和交流。因此，面对环境必然会对沟通造成一定的影响，在老年服务沟通中尤为如此，在老人和老年服务者周围有各种各样的环境，从不同的环境中接收到的信息是不同的，有些环境比较舒适诱人，有些则让人感到不自在，老年服务过程中的沟通环境创设是非常重要的。

　　（1）时间环境。沟通时间的确定，反映出沟通主体对于沟通事项及对象的态度。在老年服务沟通中，时间的确会影响服务的质量和沟通的成败，应该如何选择时间权，如何在沟通中选择充足的时间，不同的老年服务内容应该安排在什么样的时间，这些都是环境语言沟通中的重要内容，这些安排都或多或少地表达出对于服务的重视程度及所希望达到的结果。选择正确的沟通时间，能为服务带来事半功倍的效果。

（2）空间环境。空间距离作为非语言沟通中的一种沟通语言，它涉及使用周围空间的方式及坐或站时与他人保持的距离，通过距离和位置显示的是身份的信息，这对于沟通双方的心理影响是非常明显的。有学者研究得出，空间距离对课堂参与程度有一定的影响，参与度较高的在前排中间位置，越往后和往两边的参与度越低，空间距离这种沟通语言在日常生活和工作中无处不在、无时不有。例如，在上级的办公室进行会谈，来访者坐在上级办公桌的前面，表示上级是主人，拥有控制权，处于主导位置。在中餐聚会的场合，入座就餐位置显示的主宾之分更为明显，位次最高者坐在正中，面门为上，按照中国传统的话以左为尊，那么位次最高的左边第一个位置为第二重要的人，他的右侧第一个位置留给第三重要的人，其他客人，陪同人员以位次最高者为中心，按职务、辈分依次落座。

（3）环境氛围。

1）颜色语言。视觉对人的沟通心理会产生不同的影响，不同颜色所发出的光的波长不同，当人想接触到不同的颜色，大脑神经做出的联想与反应也不同，因此，色彩对人的心理有直接的影响。研究显示，人们所处环境的颜色影响着沟通双方的心理和感情。红色、黄色容易使人产生冲动和刺激，人们所处房间的地板、墙壁、天花板和家具如果是鲜明的色彩，会使人血压升高，有较快的心跳，并增加脑部活动，而在清凉的颜色中，人的生理功能会正常活动，如蓝色是冷色，它清晰而有尊严，具有镇静的效果，绿色则使人安详、平和。

颜色作为沟通语言在老年心理咨询中起着非常重要的作用。在建设老年心理咨询室的方案中房间应以温暖、进和、平静的色调为主，避免强烈刺激的色彩或过于灰暗的颜色，墙壁可粉饰为浅色偏明亮系列，淡雅、恬静的环境，能达到使老年人舒缓身心的目的。室内的光线要求柔和，创造一种温馨的气氛，良好的环境氛围可以使老年人的情绪保持平静、轻松、不至于分散注意力。

2）陈设语言。与颜色语言相应的，环境中的摆设和陈设所营造的氛围也是沟通语言中不可或缺的一部分。物件的陈设及多件物品的组合陈设方式，在无言地释放着一定的沟通信息。不宜直接使用水泥地面而使用仿木质地板，减少僵硬冷漠的感觉。茶几等要求颜色质地与整个房间协调，上面可以摆放纸巾、水杯、花卉等富有生机和生活气息的装饰品。

墙壁上的挂画和饰品图案可以是生长良好的植物，优美且色彩柔和、恬静的自然景观等，让来访的老年人心境舒畅。还可以放置音乐播放器来播放背景音乐，营造轻松舒适的来访环境。

（4）仪容仪表。形象塑造是成为一名优秀的养老服务工作者的必修课。职业形象的打造主要有两方面内容，一是整洁的仪容，包括发饰与面容；二是得体的衣着，即老年服务人员的着装规范。

1）整洁的仪容。对于老年服务从业人员来说，无论是管理人员还是护理人员，仪容的干净整洁是首要的条件。这不仅是职业形象的要求，而且是为老年人的卫生安全和健康负责。整洁的仪容首先表现在发型上，在日常生活中，我们观察一个人的外貌是从头部开始的。发型是重要的部分，服务从业人员要勤于清洗头发，消除头发的异味和异物，为了显示自身的良好精神面貌，也为了方便服务工作，还要注意定期对头发进行适当的修调，头发长度不宜过长，发型以大方、整洁、庄重为原则，不宜选择过于夸张的发型和头发的颜色，以免给服务对象留下不好的印象。在工作岗位上，注意刘海不过眉，长发不过肩、不披散，应将头发盘束于脑后，为老年人进行医疗照护和生活照护时，应将头发置于工作帽中，避免碰触到老年人，引起不适的感觉。另外，避免在工作场合梳理头发，以防止头发等掉在老人的饭菜、药品中。

老年服务工作者的面容整洁也是老年人最为重视的部分，面部会对老年人产生一定的心理影响，面容的修饰以洁净卫生和自然为原则，勤于洗脸，并且在外出、就餐、出汗之后都有意识地检查仪容的整洁情况，注意耳部和鼻部的干净整洁，避免口、鼻、眼有分泌物。由于老年服务工作者与老年人的沟通比较频繁且密切，会经常与老年人进行口头沟通，因而牙齿的保洁和避免口腔的异味尤为重要，在服务岗位工作中避免食用气味过于浓烈的食物。服务工作者在工作时可以略施淡妆，让个人看起来精神饱满，但是禁止浓妆艳抹，不涂抹厚重的粉底、口红，眼睛妆容以淡雅为宜，不使用香水等芳香类化妆品，以免给老年人带来不适。手部和上肢是接触老年人和物品最多的地方，注意勤于修剪手指甲，不留长指甲，不涂抹指甲油。在特殊服务和护理场合，还需按照要求戴上防护和消毒手套，在上岗前按照正确的洗手方法洗净双手和前臂。

拓展阅读

正确洗手"六步法"：

第一步，双手手心相互搓洗（双手合十搓五下）；

第二步，双手交叉搓洗手指缝（手心对手背，双手交叉相叠，左右手交换各搓洗五下）；

第三步，手心对手心搓洗手指缝（手心相对十指交错，搓洗五下）；

第四步，指尖搓洗手心，左右手相同（指尖放于手心相互搓洗）；

第五步，一只手握住另一只手的拇指搓洗，左右手相同；

第六步，指尖摩擦掌心或一只手握住另一只手的手腕转动搓洗，左右手相同。

2）得体的服饰。现代生活中的服饰已不仅仅只具有最基本的遮体避寒的功能，其更重要的功能是向别人传递属于个人风格的信息，传达一种非语言的信息。在老年服务沟通中，服饰作为沟通的手段发挥着重要的作用。老年服务工作者穿戴的服饰往往能传送出关于他们的能力、严谨程度和进取性的信号。而老年人也会因自觉或不自觉地为各类服饰赋予不同的特定含义并进行解读，并依据这种含义来对穿戴者进行评判。例如，某医养康复中心来了一家人，子女想让做完手术的父亲来进行康复治疗，走进康复中心，工作人员上前迎接，双方交谈得很愉快，这时候，从楼上下来两位身着护理工作服的工作人员，其中有一位的浅蓝色鞋子上有很多污迹，工作服的袖子上也有一些污迹。另外一位把工作服的外套脱下来绑在腰间，口罩挂在腰间，老人的子女们看着他们从眼前走过，私下交谈了几句以后，跟工作人员说他们认为这里不大合适老人，就推着轮椅带着老人家离开了。服务工作者的衣着服饰很大程度上反映了这个组织的精神面貌，在一定程度上体现了专业性。初次走进某个机构和组织时通过工作人员的服饰语言，就对服务质量的高低可以做一定程度的评判。

对老年服务工作者来说，服饰的穿戴有如下要求：

①大方整洁。工作装和制服要干净平整、朴素大方，扣子整齐不缺。制服和工作服的穿戴应符合要求，不随意搭塞在身体其他部位，女士忌短、露、透，裙装长度要在膝盖以下，禁忌仅穿背心、内衣和短裤进行工作，鞋子要求软底轻便，配上和肤色相近的袜子。不宜光脚、穿拖鞋，不穿细高跟鞋、大头鞋等不方便行走和走路发出异响的鞋类，不佩戴过于夸张的饰品，护理人员在工作场合要求不佩戴戒指，不佩戴可能对老人造成伤害的尖锐状饰品。

②搭配得体。关于服装的颜色非常值得注意，不同的着装颜色给老人不同的心理影响。上衣和裤子搭配要合理，忌大红、大黄、大绿的颜色，以免刺激视觉。有些老年人不喜欢黑色和深蓝色等沉闷的颜色，围裙、套袖要相配，给人清新、素雅的观感，着装要符合一个人的年龄、职业、身份和环境的要求，让自己的着装给老年人留下美好的印象，有良好的第一印象和初次判断。

③注重专业化。制服和工作服是最专业化的服装形式。它表明穿着者属于一个特定的组织。工作服和职业装是企业为员工提供的服装。它是组织形象识别系统的组成部分，以区别于其他的组织和机构。在组织和机构内部，又以不同的样式、标志或颜色显示出各自不同的身份和职责范围。当老年人来到服务中心或者养老机构时，一定希望接待自己的是一位穿着美观整洁、态度和蔼的工作人员，而不是衣冠不整、无精打采的工作人员。工作人员穿戴专业化的制服和工作服，一方面能够树立良好的形象；另一方面也会使老年人产生信任感和亲切感。

老年服务工作者除穿戴统一的工作服外，专业化的服饰还要求佩戴好胸卡，以向人表明自己的身份和职责。胸卡应正面向外别于胸前，以方便他人辨认和阅读，胸卡的表面注意保持整洁，避免水渍等的污染，不得用其他东西或者饰品挡住胸卡或者在胸卡上粘贴其他物品。工作人员的手套也应严格区分，不进行混用。护理工作、保洁工作、生活照料所使用的手套应区分使用。

【案例 4.6】　护理员小李，周末去美容院把头发染成了酒红色，周一早上上班，画了个漂亮的淡妆，穿上连衣裙，出门前喷上香水，精神焕发去上班，早上交接班，有的同事笑着对她说"小李，你真是香气袭人呀"。有的同事开始不停地打喷嚏。

问题：作为一名护理员小李的仪容修饰是否恰当？

分析：小李的仪容仪表与养老护理员的职业要求相悖。养老护理员要求穿戴统一的工作服，大方整洁、干净得体，不宜浓妆、染发、喷香水等。

本章小结

本章的学习内容是老年服务沟通中的语言沟通和非语言沟通技巧。主要内容包括老年服务沟通的语言特点、语言内容选择中的技巧，要学会使用尊称和敬语及使用老年人易懂的语言，避免老年人忌讳的话题。在非语言沟通技巧中主要学习的是身体语言沟通技巧、环境语言沟通技巧等。老年服务沟通中的语言和非语言沟通技巧是一个整体，实践中要相互促进、相互补充，以发挥老年服务沟通的最佳沟通效果。

情境回放

小文之所以被养老院的老人们所喜爱，是由于她了解自己所服务的每一位老人，并始终保持热情、积极、乐观的态度对待老人，有着良好的沟通能力和较好的专业素养。要想成为小文一样受老年人欢迎的工作人员就要做到热爱工作岗位，真正地关爱和尊重这些老年人。

"课岗证赛"融通实训

实训名称	语言沟通与非语言沟通技巧	实训学时	2
实训方法	案例分析、研讨法		
实训条件	多媒体教室、白板或黑板		
实训目标	能够利用语言沟通与非语言沟通进行有效沟通		
实训情境	情境1： 李奶奶摔断了腿，住院进行治疗和康复。在康复过程中，李奶奶每天都很努力和认真地练习护士交代的康复动作。这天，李奶奶满头大汗地完成了一轮康复动作，气喘吁吁地问护士："小刘，我今天完成得怎么样？"护士小刘回答："您这样可不符合要求，距离医生的要求还远着呢，赶紧按照要求锻炼啊，错过了最佳康复时机，以后怎么锻炼可都没用了啊。"李奶奶听完后非常着急。 情境2： 张先生是个孝顺的儿子，他计划周末好好地陪父母出去玩一玩。所以，他给父母打了个电话："爸，周末带你和妈出去走一走。"他的父亲还没来得及多问几句，张先生就把电话挂了。到了周末，张先生到父母家接上父母，想带他们去爬山。等到父母上车，才得知要带他们去爬山，张先生的母亲一脸的不快："我的腿风湿病犯了，没法爬山。"他的父亲阴沉着脸说："陪我们出去也没点诚意，问都不问一句，接了就走，也不先说要去哪儿。"张先生觉得很尴尬和闷气，明明自己专门空出一天，计划了很久带父母去爬山，但是父母却好像不领情，不仅一点也不开心，还埋怨自己，自己到底做错了什么		
实训指导	以小组为单位讨论以上两个情境，分析沟通中出现的问题是什么，并设计如何沟通效果更好		

续表

实训形式	团队任务	团队成员	得分
阶段任务内容（50分）		阶段任务要求、完成情况	
收到任务，分析任务（5分）		收到任务后，组成小组，并分析任务内容	
情境设定与分析（10分）		根据具体情境进行设计与分析	
小组讨论（10分）		以小组为单位讨论以上两个情境，分析沟通中出现的问题	
心得体会（10分）		理解和认识老年群体的身心特征，在沟通中要注意技巧和方法	
考核评价	自我评价（5分）	1. 能认真参与活动，积极准备自我介绍；	
	同学评价（5分）	2. 能够正确认识专业及未来的工作岗位； 3. 能够了解未来服务对象；	
	教师评价（5分）	4. 能结合具体的案例分析老年人的身心特征； 5. 能高质量地完成沟通任务	
总得分：			

 课后练习题

1. 简答题

（1）简要说明语言沟通的定义。

（2）简要说明非语言沟通的内涵。

（3）简要说明语言沟通与非语言沟通的区别。

（4）简要说明非语言沟通的类型。

（5）简要说明目光接触的技巧。

2. 案例分析题

张大爷今年 76 岁了，他的儿子是一位大老板。某天，张大爷的儿子带父母到一家饭店吃饭，一家人边走边聊，儿子介绍说："这家饭店的菜特别好吃，我常带朋友来，今天你们一定要好好尝尝。"进到包间，菜色丰盛，可是儿子发现父亲一直不说话，面色似有不悦，儿子有点纳闷，又不敢问，于是也就不敢再多说，一家人闷闷地吃饭。

请结合以上案例分析，如何与老年人有效的沟通？

老年人一般喜欢的话题

与老年人交流，要事先了解老人的脾气和喜好，选择老人喜爱的话题作为切入口，如老人的家乡、亲人、年轻时的事、爱好或一些电视节目等，投其所好，避免提及老人不喜欢的话题或敏感话题。

（1）老年人的家乡。对于移居或随迁到此地的老年人，他们更对自己的家乡有着难以割舍的感情，家乡的人、家乡的事、家乡的风土……每一样都有他们深刻的记忆。因此，当你让他谈及自己的家乡时，老人可能热泪盈眶地拉住你讲上一天都讲不完。

（2）老年人的亲人。如果一些老人特别以其子女为骄傲的话，就愿意别人跟他谈及自己的子女。讲到此，他们还往往会向你透露他们是如何教育子女以及子女曾经让他们开心的、苦恼的经历过往。

（3）老年人的"当年勇"。每位老人在年轻时或多或少都做过几件令他引以为傲的事情，他们很乐于给别人尤其是晚辈讲述自己的"当年勇"。当他们讲述这些满怀激情的往事时，除要你吸取他们的经验教训外，更多的是要获得你的一声称赞，这时请适时地给出你的赞美。

（4）老年人的兴趣爱好。老年人在开始过平淡生活后，一般会迷上养花、钓鱼、书法、下棋等修身养性的事情，当老人拉你看他辛辛苦苦养的鲜花时，当他拿出自己写得最好的字画并面露得意之色时，你唯有赞美。

（5）老年人的电视节目。现在有越来越多的关于老年人的电视节目，如涉及老年养生、老年健康、老年疾病防治等的节目。对于老年人喜爱的节目，他们是非常愿意与人分享并向你传授看这些节目对自身的好处的。

（6）其他方面。还可以抓住有些老年人的爱美之心、慈祥友善、气质优雅等方面，给予赞美，也能够很快拉近与老人的距离。但要注意，赞美时语言一定要得体，语气要诚恳。

第 5 章　电话沟通与倾听

 学习目标

【知识目标】

1. 理解电话沟通；

2. 熟悉有效倾听的原则。

【技能目标】

1. 掌握电话沟通技巧；

2. 掌握倾听技巧。

【素质目标】

1. 认识到电话沟通的重要性，培养关心他人的品质，养成良好的行为习惯；

2. 正确理解倾听的意义；

3. 重视老年人的感情、欲望和愿望，具备积极的老年观。

【情境导入】

工作人员："您好，我是××中心的服务人员小王，两天前我打过电话。今天我过来了解一下您对免费安装爱心安全铃的看法。如果您没有意见，我们想为您免费安装爱心安全铃。"

服务对象（73 岁的爷爷）：（看着小王，皱起眉头，似乎不愿意被打扰）"哦，没必要吧。我一个人挺好的。"

工作人员："爷爷，爱心安全铃是免费的，而且不管您有什么事情需要跟别人沟通，都可以运用它，相关人员会第一时间赶到……"

服务对象："不必了。家里就我一个人，没什么事情发生，也不会有什么事情发生。即使发生了我也不需要这种东西，发生就发生呗，反正只是一个人，不必了。"

任务： 从中提取尽可能多的信息，分析老年人的真实需要。

【名人名言】

我们沟通得很好，并非决定于我们对事情述说得很好，而是决定于我们被了解得有多好。

——安得鲁·葛洛夫

5.1 电话沟通

【案例 5.1】

（电话铃响）

"这里是夕阳红养老院，我是张大亮，您好！"

"嗯，……你是王院长的秘书吗？他在吗？"

"他在院里，不过现在恐怕无法接听你的电话。要我请他回电话给你吗？你的名字和电话号码。"

"好的，跟他说我是浙江老年公寓的刘东，我的办公室的电话是×××，手机号码是158×××××××××，但是我今天下午四点之后不在办公室。"

"要我转告他大概是什么事吗？"

"嗯，我们之前一直通过邮件联系。我跟他约了今天晚上在上海见面，我说我会再告诉他我什么时候到浦东国际机场。他回复我说他可能会来接我。"

"好的，我会请他在下午四点之前给你回电话。"

"他大概什么时候回来？"

"他说他三点之前会回办公室，不过你也知道院里开会是什么样，大家常常谈完正事了还继续闲扯。"

"哦，那如果我出发去机场前，他还没有回电话给我呢？那我就不知道他到底会不会去机场接我了。"

（沉默）

"你还在吗？"

"在，我只是在……嗯，我也爱莫能助，他开会时不喜欢被打扰。"

"那你会想办法让他回电话给我吧？"

"会的，我尽量。谢谢你，刘先生，再见！"

分析：电话作为一种重要的现代化通信手段，已走进千家万户。打电话看上去好像再容易不过了，但每天都会有许多人犯错。在上述电话交谈中，张大亮就没有注意"电话形象"，也没有注意到带给了对方不好的"印象"。

5.1.1　电话沟通的定义

电话沟通是个体沟通的一种方式，也是一种比较经济的沟通方式。一般来说，电话沟通可以反映一个企业、组织或团体的风貌、精神、文化，甚至管理水平、经营状态等。如果在电话应对上表现不当，就会导致外部人员作出对企业不利的判断，因此，电话的礼仪和技巧往往是新进员工上岗培训的一个必备内容。现代社会，各种高科技的手段拉近了人与人之间的距离，即使远隔天涯，也可以通过现代通信技术近若比邻。事实上，我们在日常的沟通活动中，借用最多的工具就是电话，电话使人们的联系更为方便快捷。

5.1.2　电话沟通和其他沟通形式的差异

人与人沟通时的三大主要方式是语言、声音及身体语言。经过行为科学家 60 多年的研究，在沟通时，三大方式影响力的比率是语言占 7％、声音占 38％、身体语言占 55％，如图 5.1 所示。

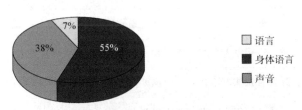

图 5.1　三大方式影响力的比率

1. 语言的沟通

语言是人类特有的一种非常好的、有效的沟通方式。语言的沟通包括口头语言、书面语言、图片或图形。口头语言包括人们面对面的谈话、开会议等；书面语言包括我们的信函、广告和传真，甚至现在用得很多的 E-mail 等；图片包括一些幻灯片和电影等，这些都统称为语言的沟通。

在沟通过程中，语言沟通对于信息的传递、思想的传递和情感的传递而言更擅长于传递的是信息。

语言的沟通渠道见表 5.1。

表 5.1　语言的沟通渠道

口头	书面	图片
一对一（面对面） 小组会 讲话 电视/录像 电话 无线电 录像会议	信件 用户电报 传真 广告 计算机 报表 电子邮件	幻灯片 电视/录像 投影 照片/图表/曲线图/画片等

2. 身体语言的沟通

身体语言包含得非常丰富，包括人们的动作、表情、眼神等。实际上，身体语言包含的信息内容是最为丰富的。

身体语言的沟通渠道见表 5.2。

表 5.2　身体语言的沟通渠道

身体语言表述	行为含义
手势	柔和的手势表示友好、商量，强硬的手势则意味着：我是对的，你必须听我的
脸部表情	微笑表示友善礼貌，皱眉表示怀疑和不满意
眼神	盯着看意味着不礼貌，但也可能表示有兴趣，寻求支持
姿态	双臂环抱表示防御，开会时独坐一隅意味着傲慢或不感兴趣

身体语言更善于沟通的是人与人之间的思想和情感。

3. 声音的沟通

使用不同的音调、音高和语速，对于别人怎样理解你所说的话是差别很大的。因为沟通所产生的影响有 1/3 是来自声音的表述的，所以，必须保证自己的声音使其想要沟通的内容增色。

声音是一种很强大的媒介，通过它可以赢得别人的注意，能创造有益的氛围，并鼓励他们聆听。

5.2　提升在电话中的感染力

如果问大家在电话中都喜欢与什么样的人交流和沟通？相信答案有很多，如声音甜美、有磁性、清晰、思维敏捷、亲切、不打官腔、耐心、思想集中、简洁、直奔主题、平和、沉稳、易沟通、礼貌、有问必答、热情、让人产生遐想、幽默、可爱的人。

如果我们对上面的要点进行总结，不难发现其中有些是与声音有关的，如声音甜美、有磁性等；有与讲话方式有关的，如简洁等；有与态度有关的，如耐心、思想集中等；也有与个性有关的，如有人喜欢热情的人，而有人喜欢不太热情的人等。这中间也涉及专业程度，如马上解决问题等。这里把其中相当多的部分都归纳和总结为电话中的感染力。

无论是当面对面与客户沟通，还是通过电话与客户沟通，感染力无疑都是影响沟通效果的一个重要因素。沟通中的感染力主要来自三个方面，即身体语言、声音和措辞。

当我们通过电话与客户沟通时，我们与客户相互看不到，那么，这种感染力从常规上讲将更多地体现在你的声音和语言措辞上。

只是有一点要注意，虽然电话中我们与客户双方彼此看不到，但这并不等于说我们的身体语言不会影响感染力，因为身体语言是会影响到声音感染力的。

5.2.1　有效运用声音感染力

强有力的声音感染力会使客户很快接受你、喜欢你，对你建立瞬间亲和力有很大的帮助。影响声音感染力的主要因素有积极、热情、节奏、语气、语调、重音和音量。

1. 积极

积极的心态会使你的声音听起来很有活力。积极的心态对电话服务、电话销售来讲非常重要。积极的心态会形成积极的行为。积极，也就意味着无论什么时候，在给客户打电话时，还是客户打电话给你时，你都应该有着积极的心态。

【案例 5.2】　有一位电话销售人员，他正在与一个很重要的客户谈一笔对他来讲很重要的业务，客户已处于决策最后关头，他想打个电话给这个决策者，但又不敢，担心他所得到的是不愿意看到的结果。在他的脑海中一次次地重复着他被客户告知他们已经没有希望的情境，这其实是他自己的幻想。最后，当他经历了长时间的痛苦后，在无可奈何的情况下，有气无力地、勉强地给客户打了个电话，结果发生了什么事情？在电话线的那一端，客户很热情地告诉他：他们已经决定与他合作了。这个销售人员听后长长地舒了一口气。

分析： 这个例子是想告诉大家，其实在很多情况下，我们有些消极的想法都是我们自己给自己施加压力所致，而事实上则完全没有必要这么做。所以，如果你以前也经常消极地面对客户，从现在开始，用你积极的心态去面对你所遇到的每一位客户吧，你会发现，奇迹真的会发生！

2. 热情

热情可以感染客户，这是毫无疑问的！在我们与客户见面时，双方产生热情，这是一个十分自然的过程。但在电话沟通中，要做到这一点，就有一定的难度。很多人在与客户见面交谈时，即使交谈了很长一段时间，仍然可以说是精神抖擞，但在电话中，却很容易感到疲倦。所以，产生热情并不太难，难就难在一整天在任何时刻都保持高度的热情。不过这也难怪，无休止的电话一个接一个，再加上工作的压力，就不难理解了。如何在电话中始终保持高度的热情呢？可以尝试采用以下几种方法：打一段时间电话，休息几分钟；喝一杯自己喜欢的饮料；四处走走，活动活动；做深呼吸。

3. 节奏

感染力也体现在讲话的节奏上。节奏一方面是指自己讲话的语速；另一方面是指对客户所讲问题的反应速度。你有没有这样的经历，当你自我介绍："您好，我是中国移动10086客服代表××号。"客户在电话那边讲："什么什么，你说什么？"客户显然没有听清楚你在讲什么。急缓适度的语速能吸引住听者的注意力，使人易于吸收信息。如果语速过快，他们就会无暇吸收说话的内容；如果过慢，声音听起来就非常阴郁悲哀，令人生厌，听者就会转而他就；如果说话吞吞吐吐，犹豫不决，听者就会不由自主地变得十分担忧、坐立不安了。自然的呼吸空间能使人吸收所说的内容。另外，对客户的反应速度也很重要。对客户的反应如果太快，例如，客户说："我说这件事的主要目的是……"这时客户代表讲："我知道，你主要是为了……"因为知道客户下面要讲什么，他打断了客户！这种情况会传递一种不关心客户，没有认真倾听客户给的信息。注意，这时候，我们不是做抢答题。当然，太慢也不行。

4. 语气

与客户通电话时，所用的语气也很重要。语气要不卑不亢，即不要客户感觉到我们是在求他们，例如："你看，这件事情，啊，全靠您了。"这种唯唯诺诺的语气只会传送一种消极的印象给客户，而且也不利于建立专业形象。试想，有哪一位专家是在求人呢？当然，也不要客户感觉到我们有股盛气凌人的架势，如"你不知道我们移动公司啊！"

5. 语调

低沉的声音庄重严肃，一般会让听众更加严肃认真地对待。尖利的或粗暴刺耳的声音给人的印象是反应过火，行为失控。语调不能太高，如果是男声，低沉、雄厚、有力的声音会更具有吸引力，男声一定不要太尖，或太似女声。同时，讲话时，语调的运用要抑扬顿挫。太过平淡的声音会使人注意力分散，产生厌倦。

6. 重音

当我们希望强调某一个重要的问题，引起客户的注意，加深客户的印象时，在重要的词句上，就要用重音。例如，电话代表讲："这项业务真的很实惠，算起来每天只需要2毛钱哦。"这句话中，2毛钱是重点，要用重音强调，可以让客户认识到究竟怎么实惠。如果没用重音强调，人们就不知道哪些内容很重要。另外，如果强调太多，听者转瞬就会变得晕头转向、不知所云，而且非常倦怠，除非常耗人心力外，什么也想不起来了。

7. 音量

音量当然不能太大，太大有些刺耳，但太小对方可能会听不到。把握音量最好的办法是请你的同事帮忙，让他们听听你在电话中以什么样大小的音量讲电话会最好。同时，由于电话销售人员都配有专用的电话耳机，耳机中话筒的位置也很重要，不要直接对着嘴部，要放在嘴的左下角，这样对保持正常电话音量和音质都有很大的帮助。

5.2.2 有效运用措辞感染力

措辞的要素主要有简洁、专业、自信、积极措辞、停顿、保持流畅。

1. 简洁

由于在电话中时间有限，加上与我们通电话的人都很忙，所以，在电话中使用简洁的用词十分重要。

简洁，是指用词要简洁，例如，我们现在把开场白变成"我是广西的、中国移动公司的、我是客服代表××××号。"如果你是客户，听到这样的话，有何感想？这句开场白其实可以用一句话来表达："我是中国移动客服代表××××号。"在电话中，我们在不影响沟通效果的前提下，应尽可能用简洁的话语来表达。

当我们向客户进行业务介绍时，一方面要做到业务要素完整正确；另一方面要做到简洁简练，过于拖沓很容易使客户失去耐心。

2. 专业

作为一名电话代表，产品、行业、竞争对手等方面的专业知识无疑是很重要的，这种专业性只有通过我们的声音来传递。如果我们在客户面前丧失了专业性，客户还会相信我们吗？（当然要注意的是在电话中尽可能不要使用技术性专业词汇，除非你知道对方是相关方面的专家）

如何才能提高我们的专业性？一方面同专业知识有关；另一方面我们也要注意在言辞上要自信，用肯定的语气。这里面就要谈到另外一个话题。从讲话方式上，逻辑性强的语句也更易建立专家形象。例如，当客户问到一个专业上的问题时："GPRS 能够给我带来什么好处？"你回答："好处主要有以下几个方面，第一……第二……第三……"当你有理有据地讲出专业1、2、3点时，你的专业能力就会增加，你在客户心目中的地位就会增加，信任也更容易建立起来。

3. 自信

自信与专业性不同，专业水平高的人不一定自信，而且自信和谦虚又不同，中国人自古以来就是以谦虚自称，但在销售中谦虚并不是一件好事。有这样一个故事：一名病人得了心脏病，需要手术治疗。已经躺在手术台上，这时医生拿着手术刀，对这名病人讲了一句话，病人什么话也没说，立即从手术台下走了下来，不做了。这名医生讲了句什么话呢？原来他很谦虚地说："很对不起，我医术也是一般。如果做得不好，请见谅。"

以上面医生的例子来看，医生实际上是谦虚，但起到的效果却不好。为了保持自信，在措辞上要用肯定的语气，而不应该是否定的或是模糊的。例如，当客户问电话代表："×××业务资费是多少？"电话代表讲："可能是 0.2 元/分钟"。客户听到这种回答会有何感想？可能是、应该是、也许吧等，这些都是不确定的词汇，这表明你缺乏信心，这也会影响专业水平。当然，对你的感染力也具有负面影响。在电话沟通过程中，我们要避免使用这类词语，而换成更为积极的词汇、使用更为肯定的语气。在有些时候，要态度坚决地表示肯定，而不能有丝毫犹豫，一点犹豫可能会让客户失去对你的信心。例如，当客户说："银信通很安全吧？"如果你是自信的，这时应斩钉截铁地讲："是的，可以确保您的账户安全。"这样才可以进一步强化客户的信心。对于自己实在不清楚的东西，要找到正确的答案以后，再告诉客户。

另外，对于电话服务人员，由于经验不够，再加上紧张，可能使你讲起话来都有些发抖。这种情况在不自信的情况下也会发生，当对某件事不能很确定的时候，讲起话来是心虚的，心虚就如同说谎话一样，会让声音发抖。发抖的声音给人的感觉是紧张和不自信，这可能会让客户感到你可能在讲假话，会让客户怀疑他的时间是否花在了不必要的事情上面。克服这一点最好的方法就是一定要对自己的产品充满信心，即使知道产品存在这样或那样的不足，但看问题要看好的方面，我们向客户要强调的是产品的价值，而不是产品的弱势。另外，深呼吸及充分的准备，也可以帮助电话服务人员增强信心。

4. 积极措辞

不同的措辞传送着不同的信息，即使我们想表达同一种意思，它所传递的效果也是不同的。因此，在电话沟通时，应尽量使用积极的措辞来代替消极的措辞。例如，要感谢客户在电话中的等候，常用的说法是"很抱歉让您久等"。这"抱歉久等"实际上在潜意识中强化了对方久等这个感觉。比较正面的表达可以是感谢您的耐心等待。可以根据等候时间的长短，分别说"谢谢等候""感谢您的耐心""非常感谢您的耐心等待"等几个层次。

你可以体会出其中的差别吗？下面是更多的例子：

可能用语：对不起，我们的优惠活动已经结束了。

更好表达：谢谢您的关注，我们以后还经常会有各种优惠活动。

可能用语：我不想给您错误的建议。

更好表达：我想给您准确的建议。

可能用语：您没有必要担心安全问题。

更好表达：您可以放心使用。

可能用语：我们的网络不可能像您说得这么差吧？

更好表达：也许有些不巧，但我们网络很少出现这类问题。我们来看看怎么回事。

可能用语：我们的资费一点都不贵。

更好表达：我们的资费很实惠。

能用"我"则不用"你"，对于大量日常习惯用"你"开头的表达，专家建议，如有可能尽量用"我"代替"你"，体会一下二者给人的感觉是不一样的…

可能用语：请问您的名字/电话号码？

更好表达：我可以知道您的名字吗？我该怎么称呼您？

可能用语：你必须告诉我您的身份证号码，否则我没办法给您办理。

更好表达：我们是为您的安全着想，身份证号码可以验证您的身份。

可能用语：你错了，不是那样的！

更好表达：对不起我没说清楚，实际情况是……

可能用语：如果你需要我的帮助，你必须……

更好表达：我愿意帮助你，但首先我需要……

"你"会给人以教育、指挥的感觉，而"我"则是一种谦逊服务的姿态。客户听了哪种感觉好不言自明。

5. 停顿

在电话沟通的几个要素中，停顿也很重要。我们为什么要停顿？停顿可以吸引客户的注意力，停顿会让客户有机会思考，停顿可以让客户主动参与到电话沟通中，停顿也会使你与客户的沟通更有趣味……

举例来讲，在电话沟通中，很多电话代表都十分头疼的一个问题就是如何判断客户是在听你讲话呢，还是在想什么其他的事情，你怎么办？最好的办法就是停顿！当我们停顿的时候，你根据客户的反应就可以知道他们有没有在听你讲，当然，他们有没有及时给你反馈也是判断的一个重要办法。

6. 保持流畅

如果在电话中听到对方这样对你讲："嗯……怎么说呢，就是说，"你的感觉会怎样？甚至有的电话代表在讲话的时候，还伴随有嘴巴的一些"啧啧声"，你的感受又是怎样呢？你接下来想做什么？大部分人想的和采取的行动都是赶紧挂掉电话吧，他们不愿意跟一个连讲话都不能很流利的人在电话中沟通，会觉得很难受，相信你肯定也会有这种感觉。

在电话中的感染力也体现在讲话的方式上，其中重要的一点就是，是否流利。同时，讲话是否流利也会影响到你在客户心中的专业程度。

5.2.3　用身体语言影响声音感染力

1. 微笑

最为常见的可以影响声音感染力的身体语言是什么？是微笑！微笑确实可以改变我们的声音，微笑能提升声带周围的肌肉，使声音更加温和、友善，同时，也可以感染在电话线另一端的客户。你的微笑不仅可以使你充满自信，同时，也将欢乐带给了客户。想象着电话线另一端的客户，当他听见你的"微笑"时，是不是自己也笑了？

2. 其他

摆放电话的台面上，不要放置任何可供玩弄的东西，如打火机、订书机之类。对方发现你是游戏性质，则会不尊重你的。

坐姿要正确，不要东倒西歪、摇摇晃晃。试着让同事演示给你听一下，你肯定能感受到对方的状态。摇晃着发出的声音和坐好了发出的声音是不一样的。

5.2.4　接听、拨打电话的基本技巧

为了提高电话交谈的效果，从而正确表达相关的有效信息，需要注意以下六个方面。

1. 电话机旁应备记事本和笔

即使是用心去记住的事，经过长时间的工作和生活，很多事情也会慢慢忘记，日常琐事遗忘得更快。如让我们回忆本周前几天晚餐的菜品，很多人都会想不起来，所以不要太相信自己的记忆力，重要的事情可采用做记录的方式来进行弥补，若在电话机旁放置好记录本和笔，当他人打来电话，就可立刻记录主要事项。如果预先没有准备好纸笔就会措手不及、东抓西找，不仅耽误时间，而且会搞得自己很紧张。

2. 先整理电话内容再拨电话

给别人打电话时，如果想到什么就讲什么，往往会丢三落四，忘记主要事项还毫无觉察，等对方挂断电话才恍然大悟。因此，应事先把想讲的事情逐条逐项地整理，然后再打电话，边讲边看记录，随时检查是否有遗漏。

3. 态度友好

有人认为，电波只是传播声音，打电话时完全可以不注意姿势、表情，这种想法是错误的。双方的诚实恳切，都可以包含于说话声之中。如果交谈中传达的声调不准，就会使对方听不清楚甚至听错。因此，讲话时必须抬头挺胸，伸直脊背。"言为心声"指的是态度

的好坏都会表现在语言之中，如果道歉时不低下头，歉意便不能伴随言语传达给对方。同理，表情也包含在声音中。打电话若表情麻木，其声音也是冷冰冰的。因此，打电话也应微笑着讲话。

4. 注意自己的语速和语调

急性子的人听慢话，会觉得断断续续，有气无力，颇为难受；慢吞吞的人听快语，会感到焦躁心烦；年龄大的长者听快言快语，难以充分理解其意。因此，讲话速度并没有固定的要求，应视对方情况，灵活掌握语速，随机应变。

打电话时，适当地提高声调会显得富有朝气、明快清脆。人们在看不见对方的情况下，大多数凭第一听觉形成初步印象。因此，讲话时有意识地提高声调，会格外悦耳优美，带给对方好的听觉效果。

5. 不要使用简略语和专用语

"9064""9073"等这种养老行业内部的习惯用语，第三者往往无法理解。同样，专用语也仅限于行业内使用，普通人不一定知道。但有的人却不以为然，认为用专业术语是专业性的表现，乱用简称、术语，这样做会给对方留下不友善的印象。有的人认为外来语高雅、体面，往往自作聪明地乱用一通，可是意义不明的英语并不能正确表达自己的思想，不但毫无意义，有时甚至会发生误会，这无疑是自找麻烦。

6. 养成复述习惯

为了防止听错电话内容，一定要当场复述。特别是同音不同义的词语、日期、时间及电话号码等数字内容，要养成听后立刻复述、予以确认的良好习惯。文字不同，一看便知，但读音相同或极其相近的词语，交谈时却常常容易弄错。因此，对容易混淆、难于分辨的词语要加倍注意，放慢速度，逐字清晰地发音，如1和7、11和17等。为了避免发生音同字不同或义不同的错误，听到与数字有关的内容后，请马上复述，予以确认。当说到日期时，最好加上星期几，以保证准确无误。

5.2.5 转达电话的技巧

1. 关键字句听清楚

常有这种情况，对方打电话找领导，领导却不在办公室。这时，代接电话者的态度一定要热情，可用下面的方法明确告诉对方，领导不在办公室。

根据你所知道的，告诉对方领导回机构的时间，并询问对方："需要我转达什么吗？"对方可能会说出下列几种愿望：

稍后再打电话；

想尽快与领导交谈；

请转告领导；

如果领导暂时不能回机构，则可告诉对方："领导在外，不能马上回来，暂时无法联系，如有要紧事，由我负责与领导联系行吗？"另外，当不便告知具体事项时，要留下对方的姓名、电话、单位的名称。若受对方委托转告，则应边听对方讲边复述，并将相关内容认真记录。给领导打电话联系时，应告诉领导对方的姓名、公司名称、电话号码、打来电话的时间，并与领导一一确认。无论如何，都必须复述对方姓名及所讲事项。交谈结束应道别："我叫××，如果领导回来，定会立刻转告。"自报姓名，其目的是让对方感到自己很有责任感，办事踏实可靠，使对方放心。

2. 慎重选择理由

通常打电话的人要找的人不在时，原因很多，如因病休息、出差在外、上厕所等。这时，代接电话的你，应学会应付各种情况，告诉对方所找的人此时不在办公室，应注意不要让对方产生不必要的联想，感觉代接电话的人敷衍了事。

另外，如果我们遇到领导正在参加重要会议，突然接到找领导的紧急电话，怎么办？这时应正确判断，妥当处理。如果与领导有约在先，但规定"开会期间，不得打扰。"那就应该详细记下对方需要转告的内容，第一时间告诉领导，以免耽误了重要的事情。

要想谋求一个两全其美的办法，既不中断会议，又不打扰领导，可以善用活用纸条。如在纸条上写：××先生电话找您，接电话（　　），不接（　　），请画钩。然后悄悄走进会议室，将纸条递给领导看，领导一目了然，瞬间就可以做决定。这样来既不会影响会议，领导又能当场定论，是一种很好的方法。

5.3　倾听

【名人名言】

倾听对方的任何一种意见或议论就是尊重，因为这说明我们认为对方有卓见、口才和聪明机智，反之，打瞌睡、走开或乱扯就是轻视。

——霍布斯〔英〕

倾听是一个汉语词语，一指侧着头听，二指细听，认真地听。出自《礼记·曲礼上》："立不正方，不倾听。"孔颖达疏："不得倾头属听左右也。"

人在内心深处，都有种渴望得到别人尊重的愿望。倾听是一项技巧，是一种修养，甚至是一门艺术。学会倾听应该成为每个渴望事业有成的人的一种责任、一种追求、一种职业自觉。倾听也是优秀人才必不可缺的素质之一。

【案例 5.3】　一个在飞机上遭遇惊险却大难不死的美国人回家后反而自杀了，原因何在？

那是一个圣诞节，一个美国男人为了和家人团聚，兴冲冲从异地乘飞机往家赶。一路上幻想着团聚的喜悦情境。恰巧遇到变天，这架飞机在空中遭遇猛烈的暴风雨，飞机脱离航线，上下左右颠簸，随时随地有坠毁的可能，空姐也脸色煞白、惊恐万状的吩咐乘客写好遗嘱放进一个特制的口袋。这时，飞机上所有人都在祈祷，也就是这万分危急的时刻，飞机在驾驶员的冷静驾驶下终于平安着陆，于是大家都松了口气。

这个美国男人回到家后异常兴奋，不停地向妻子描述飞机上遇到的险情，并且满屋子转着、叫着、喊着……然而，他的妻子正和孩子兴致勃勃分享着节日的愉悦，对他经历的惊险没有丝毫兴趣。男人叫喊了一阵，却发现没有人听他倾诉。他死里逃生的巨大喜悦与被冷落的心情形成强烈的反差，在他妻子去准备蛋糕的时候，这个美国男人却爬到阁楼上，用上吊这种古老的方式结束了从险情中捡回的宝贵生命。

分析：这个例子说明夫妻之间需要沟通，更需要倾听！当你在倾诉时，却发现无人在倾听，这种痛苦，无疑是很大的打击。一个善于倾听的人在他人眼中是一个很健谈的人，夫妻之间何况如此，亲朋好友之间，更是这样了。懂得倾听，不仅是关爱、理解，更是调节双方关系的润滑剂，每个人在烦恼和喜悦后都有一份渴望，那就是对人倾诉，他希望倾听者能给予理解与赞同，然而那个美国男人的妻子没有做到，所以导致了悲剧的产生。

5.3.1　倾听的概念

倾听是通过听觉、视觉等媒介进行信息、思想和情感交流的过程。倾听是人主动参与的过程，要思考、接收、理解说话者传递的信息，并作出必要的反馈。倾听不是简单地用耳朵来听，它也是一门艺术。倾听不仅需要用耳朵来听说话者的言辞，还需要一个人全身心地去感受对方的谈话过程中表达的言语信息和非言语信息。狭义的倾听是指凭助听觉器官接受言语信息，进而通过思维活动达到认知、理解的全过程；广义的倾听包括文字交流等方式。其主体是听者，而倾诉的主体是诉说者，两者一唱一和，具有排解矛盾或宣泄感情等优点。

生活在都市里的人们，每个人都有一种疏离感，因为人们各自在心理上筑了一堵墙，互相隔离，自我保障。因此，人们渴望找到一位肯聆听的朋友。

人们通常都只听到自己喜欢听的，或依照自己认为的方式去解释听到的事情，往往这已不再是对方真正的意思了，因而，人们在"听"的时候往往只能获得 25% 的真意。

为了改进人们的沟通，应提倡"积极地倾听"，所谓积极地倾听是积极主动地倾听对方所讲的事情，掌握真正的事实，借以解决问题，并不是仅被动地听对方所说的话。如果没有听懂某人所说的话，可能是因为您心猿意马，错过了某一个要点。如果不专心致志、积极主动地聆听，您还会得到错误的信息。全神贯注于说话者所说的话、提问，并明确地发出信号，表明自己关心说话的内容，能确保双向的交流沟通的顺利进行。

中国人很含蓄，嘴上说的跟心里想的不太一样。

【案例 5.4】 孩子："妈妈，我告诉你一个秘密。"

妈妈："什么秘密呀？"

孩子："我发现坐在我前面的同学用手机，后面的同学用手机，左边和右边的同学都用手机。"

妈妈："妈妈知道了，同学们都有手机。但你是不一样的，你肯定不能用。"

这么一说，孩子一个礼拜也不想跟妈妈讲话。为什么这样？因为这位妈妈不懂深度倾听的学问。

分析： 传统的观念认为，听往往是为了解决问题、作出判断或给出建议，辅导他人是说多于听的活动。大多数人并不是为了理解才去倾听，而是为了回答才去倾听。他们不是正在发言就是准备要发言。但是，倾听是打开被指导者心扉的技术，学会倾听是一名优秀领导者的基本技能。

1. 倾听的层次

倾听可分为倾听事实、倾听情绪、倾听需求三个层次。

（1）倾听事实，就是指要听进对方的想法。虽然这个很容易理解，可是在大多数情况下，很多人难以做到。对待任何事情，每个人的态度都会有所不同，很难能够听进别人的意见。

（2）倾听情绪，就是要以同理心去充分地感受对方内心的情绪变化，你可以这样确认："听起来你感到非常的郁闷，有点不知所措，是吗？"这时，被指导者会感受到自己被深深的理解，愿意敞开心扉继续交流。

（3）倾听需求，需要时刻思考"怎样最大限度地发挥对方的潜能"这个核心问题，谈话要围绕被指导者展开，倾听是被指导者希望达成的目标。这符合成果导向的教练技术要求，只有听懂了需求才能明确改变的方向和对话的目标。

事实上，任何情绪的背后都有正向需求，很多情绪是被指导者不想要的，只有需求才是他想要的。

2. 倾听的原则

【名人名言】

上帝给了人类两只耳朵和一张嘴巴，是希望人类少说多听的。

——马克·吐温

倾听要听到言外之意，弦外之音。倾听他人说什么，是一种非常明确地对他人表示尊重的方法。如果我们想要了解被指导者的想法，就必须倾听。深度倾听可以鼓励被指导者自由表述自己的想法和情感，以自己的方式探索问题，并唤起被指导者的责任感。

倾听并不难，只要先改变行为，习惯跟着就会慢慢改变。深度倾听通常有三个原则，即接受、反应和确认。

（1）接受就是放下自己的想法和判断，一心一意体会他人，把说的机会留给对方。因为下属说得越多，你就越了解他们。你要让辅导产生作用，就要让对方多说，对方说得越多，就越能打开心扉。

（2）反应是使用语言和非语言要素，让对方觉得你真的是在听。

（3）确认。如果我们已经领会了他们的意思，向对方表示你已经或正在理解对方所说的意思，跟对方产生共鸣。如用"让我来明确一下……""你的意思是……是这样的吗？""换句话说就是……是吗？"这样的句式，重复对方的观点，表示你理解了对方的观点。

5.3.2　倾听的重要性

【案例 5.5**】**　　以下是一对网友夫妻提供的一段对话。当天是一次难得的家庭成员聚餐，妻子临时迟到了。

丈夫："说好 7 点到餐馆的，你没到，还撒谎。大家都在问我你在哪里，我什么都不知道，我觉得自己就像个白痴！"

妻子："开什么玩笑，你知道我是不撒谎的。"

丈夫："你不守时，让我在一家人面前很没面子！"

妻子："到底谁让谁没面子？餐桌上你在大家面前教训我，居然还敢说我不给你面子！"

分析：这对夫妻在倾听彼此话语时犯了大忌，如此的沟通最后导致的结果一定是大吵特吵，不欢而散。沟通时倾听很重要，正确的倾听，更是相处的重中之重。

1. 倾听对管理者的重要性

倾听也是管理者必备的素质之一。理论与经验都告诉我们，是否善于倾听是衡量一个管理者水平高低的标志。成功的管理者，大多是善于倾听的人。日本"松下电器"的创始人松下幸之助把自己的全部经营秘诀归结为一句话，首先细心倾听他人的意见。松下先生用自己的实际行动来证实倾听的重要性。在商品批量生产前，他要充分倾听各方面人员的设想和意见，在此基础上确立下一步经营目标。由于松下先生能充分认真听取各个层次的意见，所以，处理问题时总是胸有成竹、当机立断，表现出敏锐的判断力。

在畅销书《亚科卡传》中，亚科卡先生也曾对管理者的倾听有过精辟的论述："我只盼望能找到一所能够教导人们怎样听别人讲话的学院。毕竟，一位优秀的管理人员需要听到的至少要与他所需要说的一样多，许多人不能理解沟通是双方面的。"他认为管理者必须鼓励人们积极贡献，使他们发挥最大干劲，虽然你不可能接受每一项建议，但你必须对每一项建议做出反应，否则，你将听不到任何好的想法。他总结说："假如你要发动人们为你工作，你就一定要好好听别人讲话。一家蹩脚的公司和一家高明的公司之间的区别就在于此。作为一名管理人员，使我感到最满足的莫过于看到某个企业内被公认为一般或平庸的人，因为管理者倾听了他遇到的问题而使他发挥了应有的作用。"从这些实业家的经验之谈中，我们可以看到，倾听是管理者成功的首要条件。

一位擅长倾听的领导者将通过倾听，从同事、下属、顾客那里及时获得信息并对其进行思考和评估。有效而准确地倾听信息，将直接影响管理者的决策水平和管理成效。

倾听是由管理工作特点决定的。科学技术在飞速发展，社会化大生产的整体性、复杂性、多变性、竞争性决定了管理者单枪匹马是行不通的。面对纷繁复杂的竞争市场，个人难以作出正确的判断，制订出有效的决策方案。法国作家安德烈·莫洛亚说："领导人应善于集思广益，应当懂得运用别人的头脑。"他引用希腊谚语说："多听少讲有利于统治国家"。对领导者与管理者要求虽有区别，但重视倾听这一点应该是一致的。唐代贤臣魏征在劝谏唐太宗时更一针见血地指出："兼听则明，偏信则暗"。

管理过程就是调动人积极性的过程。善于倾听的人能及时发现他人的长处，并便于其发挥作用；倾听本身也是一种鼓励方式，能提高对方的自信心和自尊心，加深彼此的感情，因而也就激发了对方的工作热情与负责精神。美国最成功的企业界人士之一的玛丽凯·阿什是玛丽·凯化妆公司的创始人。现在她的公司已拥有 20 万名员工，但她仍要求管理者记住倾听是最优先的事情，而且每名员工都可以直接向她陈述困难。这样做的好处就是沟通彼此的感情，倾诉者要求被重视的自尊心得到了满足。在很多情况下，倾诉者的目的就是倾诉，"一吐为快"，并没有更多的要求。日本、英国、美国一些企业的管理人员常常在工作之余与下属职员一起喝几杯咖啡，就是让部下有一个倾诉的机会。

2. 倾听在沟通中的重要性

也许有人想："现代社会的管理者都很忙，时间也异常宝贵，可谓一寸光阴一寸金，哪有那么多空闲时间去听人瞎聊呢？"而实际上，在每天的沟通过程中，倾听占有重要的地位，人们花在倾听上的时间，要超出其他沟通方式，如读、写、说。

美国学者曾做过统计，结论如图 5.2 所示。

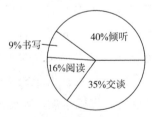

图 5.2 沟通行为比例

因此，由图 5.2 得出，我们至少应花费与提高读、写、说能力相等的时间，像提高读、写、说能力一样来提高听的技巧。

综上所述，倾听的重要性具体体现在以下几个方面：

（1）倾听可获取重要的信息。倾听是获得信息的主要方式之一。报刊、文献资料是了解信息的重要途径，但受时效限制，倾听可以得到最新信息。交谈中有很多有价值的信息，有时它们常常是说话人一时的灵感，而自己又没意识到，对听者来说却有启发作用。实际上就某事的评论、玩笑、交换的意见，交流的信息，各地的需求，都是最快的信息，不积极倾听是不可能抓住的。所以有人说，一个随时都在认真倾听他人讲话的人，在与别人的闲谈中可能成为一个信息的富翁。

通过倾听我们可了解对方要传达的消息，同时感受到对方的感情，还可据此推断对方的性格、目的和诚恳程度。透过提问，我们可澄清不明之处，或是启发对方提供更完整的资料。耐心地倾听，可以减少对方自卫的意识，受到对方的认同，甚至产生同伴、知音的感觉，促进彼此的沟通了解。倾听可以训练我们以己推人的心态，锻炼思考力、想象力和客观分析能力。

（2）倾听可掩盖自身弱点。俗话说："沉默是金""言多必失。"静默可以帮助我们掩盖若干弱点。如果你对别人所谈问题一无所知，或未曾考虑，保持沉默便可不表示自己的立场。

（3）善听才能善言。让我们回想一下，在听别人说话时，你是否迟滞发呆、冷漠烦闷？你是否坐立难安、急于接口？我们常常因为急欲表达自己的观点，根本无心思考对方在说些什么，甚至在对方还未说完的时候，心里早在盘算自己下一步该如何反驳。以一种消极、抵触的情绪听别人说话，最终自己的发言也会毫无针对性和感染力，交谈的结局可想而知。

（4）倾听能激发对方谈话欲。让说话者觉得自己的话有价值，他们会愿意说出更多更有用的信息。称职的倾听者还会促使对方思维更加灵活敏捷、引导对方产生更深入的见解，双方皆受益匪浅。

（5）倾听能发现说服对方的关键。如果沟通的目的是说服别人，多听他的意见会更加有效。

1）你能从倾听中发现他的出发点和他的弱点，是什么让他坚持己见，这就为你说服对方提供了契机。

2）让别人感到你的意见已充分考虑了他的需要和见解，他们会更愿意接受。

（6）倾听可获得友谊和信任。人们大都喜欢发表自己的意见，如果你愿意给他们一个机会，他们立即会觉得你和蔼可亲、值得信赖。作为一名管理者，无论是倾听顾客、上司还是下属的想法，都可消除他们的不满和愤懑，获取他们的信任。

5.3.3　倾听的障碍

【案例 5.6】　众人落座一个人点菜。点好后，征求大家意见："菜点好了，有没有要加的？"服务员拿菜单立于桌边，一位北京男士说："服务员，报报。"服务员看了他一眼，没动静。"服务员，报一下！"男士有点儿急了。服务员脸涨得通红，还是没动静。"怎么着？让你报一下，没听见？"男士真急了。一位女同事赶紧打圆场："服务员，你就赶紧挨个儿报一下吧。"服务员嗫嚅着问："那，那……就只抱女的，不抱男的行吗？"十几个人笑做一团，服务员更是不知所措。上的主菜是烧羊腿，一大盘肉骨头，一碟子椒盐儿。一位男士毫不客气地抓起一只羊腿，咔嚓就是一口，服务员说："先生，这个要蘸着吃。"男士将信将疑地看了看，当地的同事说："蘸着吃，好吃一些。"于是男士拿着羊腿站起来，服务员赶紧过来问："先生，您有什么需要吗？""啊？没有啊。""那请您坐下来吃。"男士嘀咕着坐下来，小心翼翼地把羊腿拿到嘴边，服务员又说："先生，这个要蘸着吃。"男士腾地一下站起来，挥舞着羊腿怒气冲冲地嚷："又要站着吃，又要坐着吃，到底怎么吃！"

分析： 这样的一个小故事，告诉我们要真正有效倾听，才能更准确地回应。"倾听"不仅仅是"听到""听懂"而已，它还包含了一种"理解"。

1. 环境障碍

（1）环境主要从以下两个方面施加对倾听效果的影响：

1）干扰信息传递过程，消减、歪曲信号。

2）影响沟通者的心境。

也就是说，环境不仅从客观上，而且从主观上影响倾听的效果，这正是为什么人们很注重挑选谈话环境的原因。在会议厅里向下属征询建议，大家会十分认真地发言，但若是在餐桌上，下级可能会随心所欲地谈谈想法，有些自认为不成熟的念头也在此得以表达；反之亦然。在咖啡厅里，上司随口问问你西装的样式，你会轻松地聊几句，但若老板特地走到你的办公桌前发问，你多半会惊恐地想这套衣服是否有违公司仪容规范。这是由于不同场合人们的心理压力、氛围和情绪都大有不同的缘故。

（2）环境三因素。对于环境的分析可以从以下三个因素来考虑：

1）封闭性。环境的封闭性是指谈话场所的空间大小、光照强度（暗光给人更强的封闭感）、有无噪声等干扰因素。封闭性决定着信息在传送过程中的损失概率。

2）氛围。环境的氛围是环境的主观性特征。它影响人的心理接受定势，也就是人的心态是开放的还是排斥的，是否容易接收信息，对接收的信息如何看待和处置等倾向。环境是温馨和谐还是火药味浓，是轻松还是紧张，是生机勃勃的野外还是死气沉沉的房间，都会直接改变人的情绪，从而作用于心理接受定势。

3）对应关系。说话者与倾听者在人数上存在着不同的对应关系，可分为一对一、一对多、多对一和多对多四种。人数对应关系的差异，会导致不同的心理角色定位、心理压力和注意力集中度。在教室里听课和听同事谈心、听下属汇报，是完全不同的心境。听下属汇报时最不容易走神，因为一对一的对应关系使听者感到自己角色的重要性，心理压力也较大，注意力自然集中；而听课时说者和听者是明显的一对多关系，听课者认为自己在此场合并不重要，压力很小，所以经常开小差。如果倾听者只有一位，而发言者为数众多，如原告、被告都七嘴八舌地向法官告状，或者多家记者齐声向新闻发言人提问，倾听者更是全神贯注，丝毫不敢懈怠。

（3）创造良好的倾听环境。倾听环境对倾听的质量有巨大的影响。例如，讲话人在喧闹的环境中讲话要比在安静环境中讲话的声音大得多，以保证沟通的顺利进行。又如，如果谈话内容属于私事或机密信息则最好在安静、封闭的谈话场所，同时，环境也影响倾听的连续性。

空间环境也影响倾听，进而影响人与人之间的交流。1980年，社会学者在对工程设计院的一项调查表明，由于各种因素的干扰，相距10米的人，每天进行谈话的可能性只有

8%～9%，而相距 5 米的人，比率则达到了 25%。有效倾听的管理者必须意识到这些环境因素的影响，以最大限度地消除环境对倾听的障碍。

美国学者在一个更为宽泛的意义上提出环境的概念。它不仅包括社会因素，而且包含人的心理、生理因素，他们认为良好的倾听环境应包括以下几项：

1）非威胁环境。在这种环境中，双方有一定安全感，并有与他人平等的感觉，这种环境可为非正式的。例如，谈判场所也可以选择非正式的，如在酒吧或咖啡厅。

2）适应的地点。必须保证不受打扰或干扰。

3）反馈和行动。可用眼睛或面部表情来进行。

4）时间因素。选择适宜的时间，同时保证沟通谈话的次数。

5）正确的态度。倾听是百利而无一害，拒绝倾听就是拒绝成功的机会。

2. 倾听者障碍

【**案例** 5.7】　一位农村老人和女婿就新年贴春联的事情进行商讨。因为老人的兄弟年前刚刚去世，所以，老人建议女婿今年要在家里贴紫对子，就是紫色的对联。女婿一听勃然大怒，对老人破口大骂，责怪老人新年讲不吉利的话，并且诅咒老人。老人很是委屈，对自己的女儿哭诉，不知道自己哪里错了，自己只是对女婿说出了当地的风俗而已。女儿听后回家与女婿大吵一架，双方闹得不可开交，整个新年过得很不开心。事后，夫妻讲和之后，才发现，原来女婿本来就性子急，老人说话慢，口齿也不是很清晰，老人说的"紫对子"被女婿听成了"死对子……"

分析：这个例子说明倾听者本人在整个交流过程中具有举足轻重的作用。倾听者理解信息的能力和态度都直接影响倾听的效果。所以，在尽量创造适宜沟通的环境条件之后，管理者要以最好的态度和精神状态面对发言者。

来自倾听者本身的障碍主要可归纳为以下几类：

（1）用心不专。倾听时不专心，导致不能听清、听懂、听进去他人的话。

（2）急于发言。人们都有喜欢自己发言的倾向。发言在商场上尤其被视为主动的行为，而倾听则是被动的。前美国参议员 S. I. Hayakwa 曾说："我们都倾向于把他人的讲话视为打乱我们思维的烦人的东西。"在这种思维习惯下，人们容易在他人还未说完的时候，就迫不及待地打断对方，或者心里早已不耐烦了，往往不可能把对方的意思听懂、听全。

（3）排斥异议。有些人喜欢听与自己意见一致的人讲话，偏心于和自己观点相同的人。这种拒绝倾听不同意见的人，注意力就不可能集中在讲逆耳之言的人身上，也不可能和任何人都交谈得愉快。

（4）心理定势。曾经有一个女孩做了一个实验，她走上讲台，同时邀请一位观众作为伙伴。然后她在碎纸片上写了一些东西，小心地把纸折起来，并对她的伙伴说："我要进行一项传心术的实验。请你列举出一种家禽，一种长在脸上的东西和一位俄罗斯诗人的名字。"这位伙伴说道："母鸡，鼻子，普希金。"女孩微笑着说："现在请你将刚才纸条上的内容念出来。"这位伙伴大声念道："母鸡，鼻子，普希金"。正好是他刚才自己说的词语。

其实这个实验正是一个心理定势的缩影。人类的全部活动，都是由积累的经验和以前作用于我们大脑的环境所决定的，我们从经历中早已建立了牢固的条件联系和基本的联想。

由于人都有根深蒂固的心理定势和成见，很难以冷静、客观的态度接收说话者的信息，这也会大大影响倾听的效果。

（5）厌倦。由于人们思考的速度比说话的速度快许多，前者至少是后者的3～5倍（据统计，我们每分钟可说出 125 个词，理解 400～600 个词），因此，人们很容易在倾听别人说话时感到厌倦。往往会"寻找"一些事做，占据大脑空闲的空间。这是一种不良的倾听习惯。

（6）消极的身体语言。你有没有习惯在听人说话时东张西望，双手交叉抱在胸前，跷起二郎腿，甚至用手不停地敲打桌面。这些动作都会被视为发出这样的讯息：你有完没完？我已经听得不耐烦了。不管你是否真的不愿听下去，这些消极的身体语言都会大大妨碍你与人沟通的质量。

倾听者接收信息的过程，实际上可分为两个阶段：一是发现和吸收信息符号；二是解码和理解信息。在前一过程中"不够专心"是主要障碍。例如，在与客户的会谈之后，咨询者还等着客户提供更多资料，以便自己能草拟一份正式提议书。结果她发现客户认为下面该由咨询人员负责完成。双方虽然进行了面谈，却没有接收到统一的信息。

3. 如何克服倾听者的障碍

（1）为避免粗心大意导致的沟通失误，可以从以下几个方面来进行解决：

1）尽早先列出要解决的问题。如此项目何时到期？我们有什么资源可供调遣？从对方的角度看，该项目最重要的是哪个方面？在谈话过程中，应该注意听取对这些问题的回答。

2）在会谈接近尾声时，与对方核实你的理解是否正确，尤其是关于下一步该做什么样的安排。

3）对话结束后，记下关键要点，尤其是与最后期限或工作评价有关的内容。

（2）为克服误解障碍，可以考虑以下几点：

1）不要自作主张地将认为不重要的信息忽略，最好与信息发出者核对一下，看看指令有无道理。

2）消除成见，克服思维定式的影响，客观地理解信息。

3）考虑对方的背景和经历，想想他为什么要这么说？有没有什么特定的含义？

4）简要复述他的内容，让对方有机会更正你理解错误之处。

除此两个方面外，还要从其他角度入手，如选择最适宜当前谈话的环境，安排最恰当的时机，以消除阻碍倾听的种种客观因素，创造最有利的外部条件。

在克服倾听障碍的基础上，还应该进一步争取提高倾听的效果。积极的倾听者不仅要做到主动吸收、理解对方传递的信息，还要做出种种回应，以鼓励说者更加有信心和兴趣说下去。

5.4 倾听在与老年人沟通中的作用

【案例5.8】 一位85岁的老人因为担心无人照顾患有严重精神疾病的女儿而不愿意接受心脏病治疗，就算安排了专人对她女儿进行托管服务，老人仍然不放心。服务人员在与老人的沟通中，积极倾听并引导老人敞开心扉。在老人回顾人生过往时，告诉倾听者自己在孩提时代因为母亲需要住院而遭亲人性侵犯。倾听者帮助老人回想过往，引导老人明白自己不愿意将女儿交托任何人照顾是与自己的过往有关。

分析： 我们对老年人的关怀和倾听，很多时候可以让他们感受到生命是有价值的，他们在人生路上有朋友、有伙伴，并不是孤独无援的。

倾听在与老年人沟通中有以下意义。

1. 了解老年人，充分地获取信息

倾听可以掌握更多的信息。每个人表达信息的层次是不一样的，有的人可能开门见山，有的人半天也说不到正题。例如，经常有老年人会对自己的家人或服务人员有各种抱怨，仔细倾听这些抱怨，可以从中分析出老年人有时可能只是想获得更多的关心，有时只是想找个对象发泄，并不想怎么样。有的老年人聊起过往很难停下来，并且反反复复很多遍，这些情况下都需要我们用心地去倾听，只有这样我们才能掌握尽可能多的信息，以便处理和解决问题。倾听是获取信息最直接、最有效的办法。获取信息的种类又可以分为：第一种是直接信息，即说话者直接说出来的内容，如时间、地点、发生什么事等；第二种是间接信息，如老年人的口头禅，可以体现出他是不是在掩饰。他如果想表达一个请求，但又有太多的说明，那就体现了他的不自信。

2. 耐心细致的倾听是对老年人的支持，能够获得老年人的信任

在与老年人的沟通中，我们的耐心对老年人信息的敏感度、对老年人的关怀都可以在倾听中体现出来。在互动的过程中，老年人可以获得满足感，从而进一步激发老年人倾诉的欲望。

当老年人滔滔不绝的时候，一定是非常信任我们的时候，而且这个过程会伴随着老年人很美好的体验。建立良好的信任关系，我们才有可能进一步了解老年人，了解老年人的所想、所感、所需。同时，对老年人来说，耐心的倾听可以缓解他们心中的压抑，释放他们心中的壁垒，良好的倾听是对老年人最直接的支持，对有困扰的老年人有直接的正面鼓励作用，是老年人获得支援的来源。

3. 倾听的同时可以观察非语言信息

在与老年人沟通过程中，老年人的身体特征（体形、姿势、高度、发色、肤色等），身体动作（脸部表情：目光、眼神、手势和姿势），副语言（音质、音量、语速、语调）还有

倾听的时空安排等，都传达出了丰富的信息，这些因素都有助于我们在倾听过程中了解到比说话更具体、更真实的内容。

5.5 为老年人服务中有效沟通的技巧

1. 认识倾听的重要性，培养倾听的兴趣和习惯

老年人见面爱聊天，无论认识不认识的，也无论是在自家门口还是公共场所。为老年人提供服务必须了解老年人的倾诉需求，做好倾听的准备，培养自己倾听的习惯。

2. 老年人的安全永远要摆在第一位

与坐轮椅的老年人沟通时，要小心地滑，扶好老年人，掌握正确扶法；老年人坐上轮椅时，一定不要让轮椅移动不定而导致坐空，推轮椅动作要缓慢，老年人的脚要放好，双手一定要放在大腿上。其他情况下，倾听者也需要敏锐地观察出影响安全的因素并尽量避免危险发生。

3. 在对方允许的前提下，多使用开放性的动作

在为老年人服务过程中，在经得老年人允许的情况下，用自然开放的姿态与老年人交谈，使用恰当的肢体语言，如握住老年人的手等。

4. 永远都不要打断老年人的谈话

无意识地打断是可以接受的，有意识的打断却是绝对不允许的。

5. 清楚地听出老年人的谈话重点

与老年人沟通交流过程中，能清楚地听出对方的谈话重点，也是一种能力。服务提供者除排除外界的干扰，专心致志地倾听外，还要排除对方的说话方式对你的干扰，不要只把注意力放在说话人的咬舌、地方口音、语法错误或"嗯""啊"等习惯用语上面。

6. 适时地表达自己的意见

谈话必须有来有往，所以要在不打断对方谈话的原则下，适时地表达自己的意见，这是正确的谈话方式。这样做还可以让对方感受到，你始终都在注意听，而且听明白了。还有一个效果就是可以避免走神或感觉疲惫。

7. 肯定老年人的谈话价值

在谈话时，即使是一个小小的价值，如果能得到肯定，讲话者的内心也会很高兴的，同时，对做出肯定的人必然产生好感。因此，在谈话中，一定要用心地去找对方的价值，

并加以积极的肯定和赞美。

8. 抑制与老年人争论的念头

在与老年人交谈中，难免会出现观点不一致的情况，此时倾听者一定要学会控制自己的情绪，尽量抑制内心争论的冲动。倾听的目的是了解而不是反对或争论。

9. 避免虚假的反应

在对方没有表达完自己的意见和观点之前，不要做出如"好！我知道了""我明白了""我清楚了"等反应。这样空洞的答复只会阻止你去进一步了解老年人，倾听老年人的心声。在对方看来，这种反应等于在说"行了，别再啰唆了"。

10. 交流时，配合非语言交流方式或实物，使老年人更易理解

非语言交流方式，如面部表情、手势、眼神或者应用书面语言，书写卡片、图片等，还可以采用写字板、画图片、符号、标志等方式进行信息的传递。

11. 保护老年人的隐私，选择干扰较少的沟通环境

注意保护老年人的隐私，遵循保密原则，不把谈话内容告知其他人员，但在老年人的问题可能对自己和他人造成伤害的情况下可放弃保密原则；选择干扰较少的沟通环境；在老人视线内，不要与他人耳语，以免引起老人猜疑。

12. 常用自我介绍

与老年人沟通过程中，需要经常做自我介绍，适时帮助增强老人的认知能力。

13. 治疗性会谈时间不宜过长，会谈内容要清晰

与老年人沟通的时间不宜过长，内容不宜过于繁杂。在对老年人进行治疗性会谈时，一次只给一个口令或提示，尽量把动作分解为数个步骤。

14. 努力理解老年人讲话的真正内涵

此外，对陷入不同困境的老年人进行有效倾听还需要注意相应的技巧。

对语言表达障碍的老年人，首先可以从视线上吸引老年人的注意力，慢慢地循序渐进，与老年人达成共识；其次可以采用触摸的方式表达对老年人的关心和体贴，及时给予老年人回应；再次，鼓励老年人积极表达内心的感受和需要，同时不能三心二意或表现出不耐烦，这样容易引起老年人焦虑和郁闷的情绪，不利于有效沟通；最后，在倾听过程中，要用语言及时地向老年人传达信息，还可以适当提问，让老年人感觉到倾听者在认真倾听。

对有听力障碍的老年人，首先要保证环境的安静；其次适当增加一些肢体接触，因为听力障碍者往往对旁人的到来感觉迟钝，因此倾听者可以轻轻触摸老年人让其知道自己的

到来；再次要面对面与老年人沟通，让老年人看清楚倾听者的面部和口型；然后，恰当运用肢体动作，尤其是当老年人有听力障碍而无视力问题时，适当的肢体动作有助于老年人明白倾听者在认真倾听；最后借助道具进行信息传递。

除此之外，对认知障碍的老年人力求会意；对有自杀倾向的老年人应注意把握沟通的主题等。

拓展阅读

建立集思广益的日常倾听制度

仅仅培养个人的倾听技能还远远不够，管理者的倾听工作不应是随机的、偶然性的。只有设计出有效的项目，将对顾客、对员工等的"倾听"制度化、日常化，才能做到主动、有序地全面倾听。以下列举的是一些知名企业"日常倾听制度"的成功范例。

例1 数字设备公司为了与客户建立联系和交流，将其自动化客户服务系统取消使用，代之而起的是350名咨询代理人。现在，客户不再需要从下载的一张菜单中机械地选择（这也曾是顾客抱怨最多的地方），咨询代理人会接听电话并给予指导服务。这种制度尊重个性、体现对人的关怀，看似"复古"，实则体现了服务观念的进步。

例2 Abbott实验室发现推销员与顾客交谈时太具侵略性、强制性，伤害了许多顾客的感情。1995年，他们发起了一个"赢回生气的顾客"的项目。分为以下四个步骤：

（1）厘清问题：与顾客会谈，评估关系破损程度。要集中时间和注意力确定形势。尤其重要的是，尽量让高层领导参与倾听、承担责任和掌握全部情况。

（2）制定现实可行的战略：投资于修复顾客关系，重拾旧宠。

（3）全员教育：一旦恢复了与顾客的感情，别忘了对每个员工进行教育。公司内广泛开展了全员有组织的学习，而不仅仅是市场部、销售部的事。

（4）激励销售代表：Abbott向讨论顾客问题的销售代表提供财务鼓励，每季度从六个区的代表中选出"赢回生气的顾客"项目表现最佳的一名，奖励1 000美元。这是该公司首次针对顾客服务提供物质奖励。

该项目至1997年10月，已改善了200多户顾客关系，增加销售额900万美元。

例3 芬兰诺基亚集团自1995年年初决定让250名员工参与战略审核以来，在蓬勃发展的电信业中一直以70%的年增长率迅速发展。公司高层管理班子每月按照战略日程碰一次面，战略制定已从过去以年度为周期，变为经理人员日常工作的一部分，而且广泛吸纳了更多基层人员的智慧。

例 4　通用电气公司董事长约翰·韦尔奇于 1983 年解散了计划部门，将战略决策的责任下放到 12 个部门负责人身上，每年夏天与高层管理班子碰面，诉说各自计划所做的事、感兴趣的新产品和面临的竞争情况。与诺基亚相似，通用电气公司逐步在推进其战略制订程序的民主化，更多地倾听内部员工的心声。

例 5　Kinko's 组合公司邀请外部咨询专家进行"沟通审讨"，以期望发现公司与员工之间沟通的问题。公司使用问卷方式调查员工对沟通状况的想法，同时在全国各区域开展个人面谈和视听会议。

例 6　微软将 E-mail 作为与员工交流的主要手段，此外，公司还办了一份内部周报，送至全国每位员工的桌前。报纸经常征询读者意见改变内容，在报纸上开展辩论，鼓励来稿，读者都知道自己的意见被认为是有价值的。

例 7　Starbucks 公司开通网上建议节目，为开展当面会谈，每季度都由高层人员发布三小时消息，一段简短的录像，并留有大量时间回答问题。员工参加踊跃，很多人牺牲业余时间也不肯放弃机会。

例 8　罗森勃路斯旅游公司不定期地寄给员工们一包东西，里面有建筑用纸和一匣颜色笔，让他们画图描述公司在他们心目中的形象。许多员工设计出积极振奋的图，体现出对公司共同远景的理解，有时却反映出深深隐藏在心中的不满。

例 9　柯达公司在创业初期便设立了"建议箱"制度，公司内任何人都可以对某方面或全局性的问题提出改进意见。公司指派一位副经理专职处理建议箱里的建议，收效甚大。第一个提建议被采纳的是一位普通工人，他建议软片仓库应该常有人做清洁，以切实保证产品质量，公司为此奖励了他 20 美元，公司共为采纳这些建议付出了 400 万美元，但也因此获利 2 000 万美元。

建立企业日常倾听制度的模式并不是一成不变的，各企业应根据自己特定的目标、特别的条件创造出有新意的节目，最终的意义只有一个：充分调动一切内部、外部资源，满足顾客、员工的多种需求，使企业通过经营活动为国家、为社会、为顾客，更为每一位企业成员尽可能多地创造福利。

本章小结

本章主要学习电话沟通的定义，电话沟通和其他沟通形式的差异，提升在电话中的感染力，倾听的概念、重要性和障碍，倾听在与老年人沟通中的作用，有效倾听的技巧，提问技巧等。通过学习，要掌握电话沟通的定义，倾听的概念、重要性和障碍，了解电话沟通和其他沟通形式的差异，会分析沟通中的倾听的障碍，学会有效的电话沟通和倾听，提升自己的沟通能力。

情境回放

在与老年人进行沟通的过程中，需要学习倾听的技巧，做到"耳到、眼到、脑到、心到"。案例中的这位爷爷目前是一个人居住，妻子早年已经离开，子女不在身边，觉得自己不会有什么事情发生，所以不愿意安装。作为一名工作人员，应该耐心地听老人说他的想法，获得老年人的信任，满足老年人倾诉的愿望。同时也要有耐心的劝说老人，正是这样独居的老人更是适合安装，避免让在外工作的子女担忧。

"课岗证赛" 融通实训

实训名称	与咨询入住养老院事宜的老人进行电话沟通		实训学时	2
实训方法	角色扮演、情境模拟			
实训条件	普通教室			
实训目标	掌握电话接听、拨打的方法与礼仪，掌握电话交谈的技巧及礼貌用语，并能在实践中正确使用			
实训情境	王大爷75岁了，平时跟儿子一家住在一起，可儿子每天早出晚归，工作非常繁忙；孙子上学、补课也很忙，白天就王大爷一个人在家，他感到非常孤单、寂寞。听说隔壁张大爷去了养老院，他也想打电话咨询一下入住养老院的事情			
实训指导	将学生分为三组，第一组学生模拟养老院接待员，第二组学生模拟老人（或家属），第三组学生模拟考评员。 第二组学生自行设计电话咨询的内容，第一组学生进行模拟接待。授课教师和第三组学生对第一组学生的仪容仪表、电话礼仪和业务流程等分别进行评分，计算平均分后计入其平时成绩。 三组学生的角色进行互换，以保证每组学生都能模拟电话咨询业务			
实训形式	团队任务	团队成员		得分
阶段任务内容（50分）		阶段任务要求、完成情况		
收到任务，分析任务（5分）		收到任务后，组成小组，并分析任务内容		
形成小组，明确分工（5分）		根据任务情境，分担模拟角色，分工明确		
对话模拟（20分）		根据王大爷的实际情况，合理设计沟通内容，让王大爷最终选择入住养老机构。对话现场表现从语言、非语言表达能力、综合业务素质等角度进行评价		
心得体会（5分）		能够较好地对活动进行总结，并认识到电话沟通的重要性，在与服务对象的沟通中，要了解老人的真实想法，用真诚打动老人		
考核评价	自我评价（5分）	1. 要求认真，从真实角色的角度出发，情境要逼真，既要讲究语言又要符合礼仪，还要注意接、打电话的程序。 2. 每个学生必须独立完成接听电话的情境设计，在此基础上展开讨论，完成小组建议。 3. 是否能够说服老人入住		
	同学评价（5分）			
	教师评价（5分）			
总得分：				

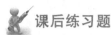 课后练习题

1. 简答题

（1）什么是电话沟通？

（2）电话沟通和其他沟通形式的差异有哪些？

（3）如何提升在电话中的感染力？

（4）倾听在与老年人沟通中的作用？

（5）有效倾听的技巧有哪些？

2. 案例分析题

一日午夜，睡梦中突然"铃铃"电话响起。"谁这么晚还打电话？"吴大爷揉揉惺忪睡眼，黑暗中摸起手机，"喂，谁呀？"

"大舅，是我。"

"哦，是你呀，外甥。"

"大舅，您身体好吗？"

"挺好的。"

"我舅妈身体好吗？"

"都挺好的。"

"咦？大舅，您声音怎么变了？"

"因为你打错电话了，外甥。"

对方愣了好几秒，然后电话中传来"嘟嘟"的忙音。

结合以上案例分析：

（1）明明电话是吴大爷接的，为什么吴大爷会说他外甥打错电话了？

（2）如果你是吴大爷的外甥，怎么设计对话？

第6章 与社区居家养老老年人的沟通技巧

学习目标

【知识目标】

1. 了解社区居家养老服务模式；

2. 我国的养老模式；

3. 社区居家养老服务基本服务内容；

4. 掌握与社区居家老人的沟通技巧。

【能力目标】

1. 会判断社区居家养老老年人的心理特点及行为；

2. 能与社区居家养老老年人沟通的技巧；

3. 能与有认知障碍的老年人进行沟通的技巧。

【素质目标】

1. 具备通过恰当有效的沟通解决服务问题的意识；

2. 善于使用沟通技巧提供高质量社区居家养老服务。

【情境导入】

吴爷爷，今年78岁，农村户口，每月只有60元养老金。有一个儿子和一个女儿均在同一座城市打工，经济条件都不是很好。吴爷爷与儿子一家同住，两个月前老人不慎在卫生间跌倒后右侧股骨颈骨折，在医院里治疗了十几天后回家疗养。儿子和儿媳白天都要上班，于是白天就为老人请了一名钟点工专门为老人做一顿中午饭。老人的翻身、二便及饮水等生活只能靠自己。老人觉得这样的生活既为儿女添了麻烦，自己的生活也失去了尊严。为了不给儿女添麻烦，就拒绝进食，想早点死了后让自己和儿女都得到解脱。

任务：请根据上述情境中吴爷爷的情况，为吴爷爷提供一种适合的养老模式。作为一名老年人护理员，在工作中遇到吴爷爷这种情况，你该如何进行有效沟通？

【名人名言】

挟泰山以超北海，此不能也，非不为也；为老人折枝，是不为也，非不能也。

——孟子

6.1　社区居家养老概述

社区居家养老以社区为平台，整合社区内各种服务资源，为老人提供助餐、助洁、助浴、助医等服务（其中，创办老年食堂是开展社区居家养老助餐服务的重点和难点）。

社区居家养老是老年人住在自己家中或长期生活的社区里，在继续得到家人照顾的同时，由社区的养老机构或相关组织提供服务的一种养老方式。它是介于家庭养老和机构养老之间，利用社区资源开展养老照顾，由正规服务机构、社区志愿者及社会支持网络共同支撑，为有需要的老人提供帮助和支援，使他们能在熟悉的环境中维持自己的生活。由于城市化的不断发展，城市人口老龄化程度更为严重。社区是城市老年人生活和日常活动的主要场所，社区居家养老作为一种新型的养老方式，保留了传统在家养老的形式。它是利用个人、家庭、社区和社会的力量与资源，向老年人提供就近而又便利的服务，满足老年人养老的心理和物质需求，让老年人拥有稳定、良好的生活状态，减轻其子女的日常照料负担，弥补社会养老机构的不足，能较好地解决老年居民的实际问题，顺应了人口老龄化的客观要求，使老年人老有所养、老有所依、老有所学、老有所为、老有所乐。这种服务模式既解决了在养老院养老亲情淡泊的问题，又解决了传统居家养老服务不足的难题。

老龄化社会是指老年人口占总人口达到或超过一定的比例的人口结构模型。按照联合国的传统标准是一个地区 60 岁以上老人达到总人口的 10%，新标准是 65 岁老人占总人口的 7%，即该地区视为进入老龄化社会。我国是世界上老年人口最多、增长最快的国家。据有关资料统计，我国在 1999 年已跨入了人口老龄化国家行列。预计到 21 世纪中叶，我国老年人口可能达到 4 亿，将占社会总人口的 1/4。

社区居家养老系统由智能软交换系统软件和终端通信设备组成。智能软交换系统软件是实现智能化的信息交换平台；终端通信设备实现拨号功能，由通信终端、智能平台、社区服务站形成一个完整、完善的社区养老服务体系。

6.2　我国的养老模式

1. 传统的居家养老

中华民族几千年形成的传统观念，就是"养儿防老""多子多福""金家、银家，不如自己的穷家。"生有五男二女，是前世积下的阴德。在自己习惯的家庭养老，享受儿孙满堂的天伦之乐。出门有熟悉的邻里，互致问候、聊天。环境熟悉，闭着眼睛也不会走错路，闻着厨房的灶烟也能回到家。能有子女的"床前百日孝"，就心满意足了。另外，传统的居家养老在家庭原有的平台之上进行，养老成本相对比较低。

当今家庭规模向小型化发展，子女数减少，加上当前老人与子女共居向分居转变，越来越多的独生子女的出现使子女对老人的赡养更加困难。对于子女而言，随着经济的发展，各种就业压力、社会竞争使得不少子女将大部分时间投入自己的事业中，相对减少了对老年人的照顾时间，使得不少人陷入"事业人士"与"孝顺子女"角色的冲突中。这就对传统的居家养老发起了尖锐的挑战。

2. 养老服务机构

（1）社会福利院。社会福利院是以政府投资为主，并给予信息资源、政策支持。同时募集社会资金，建设、改善相关设施，收养市区"三无"老人，孤残儿童、弃婴，实行养、治、教并举的工作方针，保障弱势群体的合法权益，维护社会稳定。但其养老功能微乎其微。

（2）敬老院。敬老院是在农村"五保户"的基础上发展起来的。1956 年农业合作化时期，农业生产合作社对缺乏劳动能力、生活没有依靠的鳏、寡、孤、独者，实行保吃、保穿、保医、保住、保葬（儿童则为保教），简称"五保"。1958 年人民公社化时期，对五保户实行集中供养，在全国各地兴办了一批敬老院。1978 年以来，随着农村实行联产承包责任制和集体经济的发展，敬老院得到进一步的巩固和发展。后来有些城市街道也办起了敬老院。

（3）老年公寓。我国从 20 世纪 70 年代末、80 年代初开始，在上海、北京、天津、大连、烟台等地由政府民政部门兴建老年公寓。老年公寓是指既体现老年人居家养老，又能享受到社会提供的各种服务的老年住宅，属于机构养老的范畴。

（4）社会民办养老机构。

1）民办老年公寓。中国老龄科学研究中心曾对北京 1 600 余名 50 岁以上的中老年人进行调查，希望入住老年公寓的人数达 1 000 余人，一些老年公寓还出现人满为患的局面，老年公寓正日益获得老年人的欢迎。随着我国经济的快速发展，中产阶层的人群不断增加，2009 年之后，很多老年公寓，已经不再是独立的慈善或者福利机构，反而变成了一种需求，甚至有人在没有退休之前就开始预订老年公寓。这就给民办老年公寓的诞生以契机。一些富商、房地产商、公立、私立医院等，在尚不完善的政策支持下，建设起来具有"福利性事业、市场化经营"特点的老年公寓，各种形式的由个人、社会或企业建立的老年公寓在各地相继出现。在全国各大城市中老年公寓已经很普遍，并且出现低、中、高档分级。填补了国办老年公寓的不足。

2）民办敬老院。农村一部分先富起来的人，主动为社会福利事业做贡献。个人出资建敬老院，把无依无靠、病残鳏寡、不能进入乡镇敬老院的困难老人免费收养起来。填补了农村特别是经济欠发达地区农村养老机构的不足。

3）社区居家养老。现代社会多元化的趋向使老年人群对养老的期望值增高，传统的机构养老服务模式已经不能满足老人对生活品质的高水平需求。以社区村、居委会为核心，社区居家养老为依托，社会化专业服务与非专业化服务相结合的居家养老服务体系成为新型养老模式。

①组建"以老助老"互助小组，组织社区老人开展互助活动。一些乐于奉献的老人自愿腾出自己的房子，发挥自己的特长用于助老服务，并相互提供家政、娱乐、体育、医疗等各种帮助。

②建立健全社区老年福利服务网络，如社区医疗保健站、托老所、养老院、护理院、照料中心、文化活动中心等，把老年社区福利服务网络建设纳入社区建设中。建立空巢、孤寡老人的社会照料系统，对行动不便的老人提供上门服务，组织志愿者为老人看护和日常服务。民政部实施的"星光计划"是推进社区福利建设的有效形式，以社区为中心的老年服务体系，逐步走上社会化、产业化的道路。

在农村，仍以家庭养老为主，但是近年来，农村家庭养老功能也呈弱化趋势，社会养老功能不断加强，有条件的敬老院建成综合性、多功能、面向农村老人的社会福利服务中心，进一步完善社会救济和五保户的供养制度，倡导村民互助。教育年轻人要孝敬老人，加强法制观念。农村孤寡老人都能过上有吃、有穿、有住、有医、有葬的五保生活，使贫困老人能够通过最低生活保障线获得救助。但是，社区居家养老作为一种新型的养老模式，还处在起步阶段，还有很多方面需要全社会的共同努力。我国地广人密，情况各异，尚需实事求是、因地制宜、同心协力，把社区居家养老这项新兴的事业办好。

【案例 6.1】　社区组织妇女进行两癌筛查，王阿姨被检查出患有乳腺癌，王阿姨无法接受这个事实，开始变得心事重重，在女儿和朋友的多次劝说下，她才肯去医院接受乳房切割手术。化疗后经常呕吐、头晕、失眠，这是王阿姨最难熬的日子。6 个月的化疗花去了大部分的积蓄，留院期间的费用都是靠女儿支付。半年后，丈夫又因病去世，一年内王阿姨人生中遭遇了两次重大打击，她更是整天郁郁寡欢。当时，医生建议她术后要多参加集体活动，保持乐观开朗的心情。后来经朋友介绍，王阿姨来到文化宫学习唱歌，尝试从阴影里走出来。慢慢地，王阿姨开始在义工的介绍下到社区参加兴趣活动、健康讲座、生日会、怀旧小组、义工服务等。"印象最深刻的是参加小组座谈会。"社工支持老人一起谈谈老故事和自己的经历。在一次分享中，王阿姨坦诚说起了自己的患癌经历，并分享了切身感受及情绪变化过程，分享过后，自己心情也放松了不少。她觉得：每个老人都有丰富的阅历，大家多交流，彼此心情也会得到疏解，还能从彼此身上学到许多关于养生和愉悦身心的方法。

分析： 我国现阶段的国情是人一旦变老，就有一种落叶归根的心理，到了陌生的环境，很容易产生失落、惆怅、孤独的情绪。居家养老可以与周围环境融为一体，延续以往的社会网络，使老人的心理更健康。当前，家庭小型化、空巢家庭和独居老人的增加趋势，家庭赡养功能弱化的特点，使家庭养老走进死角。

6.3　社区居家养老服务基本服务内容

【案例 6.2】 　瑞士的很多社区都配备了全科医生和护理工，社区还在被允许的情况下，替部分独居的老年人安装 24 小时智能闭路电视监管摄像头、对讲机，一旦老人按下对讲机上的报警按钮，即使老人无法说话，值班员也可以查找到老人的门牌号码。独居老人外出活动时，社区还为他们准备了随身携带的全球定位系统，老人出现意外时，几分钟内救援人员就会找到老人。社区还为自理能力稍强的独居老人配备了 3G 手机。这些电子辅助求救装置被形象地称为电子保姆。

分析： 居家老人的需求是多元的，既有最基本的日常生活照料的需求，还有医疗需求、精神需求，社区机构要全面考虑老人的实际情况，为居家老人提供全方位的服务。

1. 居民健康档案建立

建立居民健康档案，做好辖区居民健康普查。

医院及下属的各卫生服务中心联合开展辖区健康普查，建立标准化电子居民健康档案、建立老年人身体状况信息表，尤其要为实现老年人在家享受"医养结合"创造条件。

2. 健康体检

医院及下属的各卫生服务中心联合，为辖区 60 岁以上老人，提供免费体检。其中，各卫生服务中心的检测设备均对居民免费开放，并提供定期的、连续健康检测服务（血压检测、体脂率检测、脏脂肪检测、骨量检测等），为老年人的身体健康提供更科学的、动态的检测数据。

3. 健康管理

医院及下属的各卫生服务中心联合开展老年人慢性病健康管理工作，由各卫生服务中心员工协助或者承接健康管理具体工作，把老年人慢性病健康管理工作落实。对辖区的老年人进行个人疾病史、家族史、生活习惯、用药情况、吸烟情况、运动情况、饮食营养状况和心理状况等信息调查，提供连续性的健康体检检测，并安排专业人员对老年人进行标准化的健康管理，提高老年人身体和心理健康素质。

4. 慢性病随访（上门服务/随访）

卫生服务中心进行辖区居民的慢性病随访工作。卫生服务中心公共卫生服务任务中，其辖区居民的慢性病随访工作可交由全乐承接，由全乐指派专业团队（全科医生、护士、康复理疗师、健康管理师、养老护理员等）上门查体、回访等工作。

其中，老人就医"绿色通道"主要是为老年人提供挂号、就医等便利服务，对老年人特别是高龄、重病、失能及部分失能老人看病就医实行优先照顾，在挂号、就诊、化验、收费、取药、住院等窗口设置"老年人优先"标志。

5. 专家咨询

医院定期委派专家到居家养老服务中心进行健康咨询、专家讲座、专家会诊等工作。

6. 家庭医生

国家计划免费的家庭医生签约基础服务项目，医院与卫生服务中心合作，提供专业团队承接相关工作（如健康档案、上门随访、随访、检查身体等）。对于有进一步医疗和健康需求且愿意支付额外费用的居民，开展包括免费基础服务项目、增加家庭巡诊、诊疗费减免、开通上级转诊绿色通道、预约门诊服务；重点人群家庭包，提供免费辅助检查、家庭巡诊次数增多；特殊家庭定制包是针对留守老人家庭，提供以上服务项目，并增加每月对留守老人进行访视的次数，定期联系其子女或监护人将其身体状况进行告知。根据需要为签约服务对象预约上级医院专家门诊，使签约服务对象方便地获得专家的诊疗服务。可预约的专科与专家将定期更新公示。通过健康管理，签约服务对象可得到有针对性的健康指导。

7. 大病和术后康复

大病和术后康复合作模式有以下两种：

（1）从"养"到"医"：医院及社区卫生服务中心对本中心所管理的居民均合理引荐医院科室和专家，如老年科、康复科、慢病科、中医科、心科、分泌科等。

（2）从"医"到"养"：从医院看病就诊或手术回来的居民，医院及社区卫生服务中心对居民进行上门探访、上门查体、伤口检查、康复指导等工作。

8. 临终关怀

医院及社区卫生服务中心合作，开展临终关怀项目。因对临终病人来讲，治愈希望已变得十分渺茫，而最需要的是身体舒适、控制疼痛、生活护理和心理支持，临终关怀目标以由治疗为主转为对症处理、生活照料和护理照顾为主。提高其生活质量是对临终病人最有效的服务，临终关怀医疗部分由医院医护团队提供，其他部分由社区卫生服务中心寻找合作资源提供相应服务。

9. 失能或半失能老人护理

医院及社区卫生服务中心根据失能或半失能居民家庭收入和身体状况，对居民需求进行精准分析。仅需要医护人员定期上门的居民，安排医院医护团队上门。

6.4　社区居家养老老年人的心理特点及行为

1. 感恩与乐观

【案例 6.3】　一位孤寡老人，因身体疾病，导致生活潦倒，衣不遮体，食不果腹，后经政府购买服务，老人在家里就能吃到可口的饭菜，有医务人员来为他治病，有家政人员上门料理老人日常生活，有志愿者上门谈心，老人一天天好了起来。好起来的老人为了报答社会的关爱，以乐观积极的态度投入学习画画的过程中，后来小有成就。可以通过画画来满足自己基本的生活需要。

分析： 随着现代社会的发展，民众的家庭结构也随之发生变化，老人主动或被动独自居住逐渐常态化。由于年老和残疾的原因，服务对象失去的角色越来越多，参与的集体活动逐渐减少，与邻居交往和参与社区活动的机会减少。需要社会对独居老人采取适当的方式进行关爱。

社区居家养老既满足了老年人生活照料的需要，也让老年人享受了家庭的天伦之乐，同时还节约了费用。政府购买服务的老年人和家庭解除了养老的经济负担、生活照顾及精神慰藉等多种养老问题。他们因此而感恩社会、感恩政府，从而使他们建立乐观、积极的生活态度和健康的生活行为。

2. 自卑与倔强

社区居家养老服务的内容和针对失能老年人的服务毕竟有限，基本只能解决简单的生活服务需要，虽然也有专业人员，但其提供的专业养老服务与综合型的养老机构提供的专业服务存在差距，老年人深层次的需要也许得不到更好的照顾。由于经济条件的限制或无法获取有效的养老机构的资源信息，从而使这些老年人出现自卑心理，在自卑心理的驱使下，为了维护自己的自尊从而使自己的性格和行为变得倔强。

3. 依赖但也无法满足

【案例 6.4】　一位瘫痪且二便失禁的老人，因家庭经济不是很好，综合性的养老机构进不去，只能选择居家养老。他需要 1～2 小时翻一次身，定时更换纸尿裤，每天擦洗身体，定时喂水、喂药和喂饭。自己购买的生活照料服务达不到这种服务需求，老人不久就出现了压疮和营养不良及脱水的征兆，增加了老人的痛苦。因此，老人内心既需要居家养老的服务，同时居家养老服务又满足不了老人的需求。

分析： 在我国有很多老人因子女长期不在身边、无子女照料，无奈独居；还有一些老人因种种原因没有子女，又没有老伴，成为孤寡老人。这些老人在不同程度上存在没人陪护、无人慰藉、就医困难等问题。社区居家养老老年人由于身体、心理、物资、经济等多方面都需要社会的帮助，从而产生对社会的依赖心理，居家养老的服务模式又不能很好地满足老年人多方面的需要，特别是失能老年人需要深层次的照护，从而又在心理上产生不满足的感觉。

4. 孤独与自尊

【案例 6.5】 一位居家养老的老人，今天需要做卫生，中心会派一位阿姨上门为其服务；明天老人需要买菜，中心又派一位大姐陪老人买菜或帮老人买菜；后天老人需要洗衣服，中心又联系一位大姐来为老人洗衣服。三天来了三个陌生的面孔，这个还没记住，又来另一个。不同的陌生面孔让老人产生了不安全的感觉，虽然每一位服务人员都会对老人客客气气的，但老人可能会觉得，我怎么和她说不上两句话呢？想和人说两句话还必须向中心汇报，还要重新派个人来才可以。自尊因此也容易受到伤害。

分析： 全国第七次人口普查数据显示，全国 60 岁以上人口有 2.6 亿人，比重高达 18.70%。由于子女外出务工，农村的独居老人现象更为严重，农村 60 岁以上老人占比高达 23.81%。随着人口老龄化进程的加速，到 2030 年，独居和空巢老人将达到 2 亿人。独居老人群体，由于丧偶、生病等原因，他们离群索居，晚年凄凉而又悲哀，压抑而又悲伤，面对突如其来的意外和灾难，让他们陷入无助的深渊。独居老人的安全和健康，成为社会亟待解决的问题。老年人由于其身体各系统的衰退，其思维与行动能力的减弱，导致其与外界的联系越来越少，人际交往的能力减弱。社区居家养老老年人在其接受服务的过程中与各种服务人员进行接触，但服务人员的频繁更换可能让老年人应接不暇，虽然会不断看见不同的人员进出老年人家庭及有不同的专业人员为其服务，但是表面的认识不能深入老人心里，可能会让老年人更加感觉孤独。虽然每一个服务人员都会对老年人客客气气、倍加尊重，但身心的衰弱让老年人产生更加强烈的自尊，流水式的服务让老年人觉得自己的需要更像是一种交换而没有归属感。

6.5　与社区居家养老老年人的沟通技巧

俗话说"老小孩，老小孩"，如何与老人沟通，这可是一门学问。中国社会已经步入老龄化，意味着中国的老年人越来越多，而现在的年轻人大多是独生子女，从小被捧在手心，对于如何与老年人沟通缺乏必要的方法。那么，如何与老年人沟通呢？与老年人相处的技巧有哪些呢？

1. 与老年人沟通的原则

卡耐基曾说："一个人的成功，约有15％取决于知识和技能，85％取决于沟通和管理"。上门服务人员在日常运营管理中，做好服务人员的沟通和管理尤为重要。因为服务人员是具体的执行人员，他们的一言一行、行为态度直接影响机构与客户的关系。

（1）对老年人的唠叨要积极回应。俗话说："人老话多，树老皮多。"老年人唠叨是记忆力衰退的表现，这时候不用嫌弃，如果实在不喜欢听，就装作在听，但时不时也要回应他们。

（2）不要随意批评老年人的观点。老年人常常有一些观点让你感到过时、老套。这时候，千万不要正面去批评，伤害他们的自尊。老年人像小孩，是需要哄着的。如果觉得老年人的观念非常错误，也可以委婉的指正。

（3）多聊聊他们年轻的时候。每个老年人都爱聊自己的过去，说说过去的日子。忆苦思甜真的是老年人最爱干的事情。2002年春晚的小品《粮票的故事》，就反映了这一社会现象。虽然老年人重复过去的事情，但你也别感到无聊。如果老年人总是重复一个话题，你可以主动询问他当年的情况，他一定会非常热情的回应你。

（4）夸老人的子女。子女是老人的延续，子女有出息，老人也沾光。夸老人的子女越来越好，有出息（当然，不能与事实背离太远），会博得老人的欢心。

（5）注意与老人沟通的禁忌。

1）多说过去，少聊未来。面对一个耄耋之年的老者，最好少聊未来的事情。

2）不要当面说"你的观点过时了""这样不对""真唠叨"这类话，会伤害老年人尊严。

3）千万别在老年人面前说他们子女有什么错误或者问题。如果要说需要委婉，否则老人会觉得你在批评他自己。

2. 与老年人沟通的技巧

【案例6.6】 一位老妈妈，听力下降、视力模糊，因此，心里产生了社交恐惧，不愿意出去与同龄人聊天，生怕别人知道自己看不见、听不到的缺陷而嘲笑自己，整天待在家里不愿意出去。当孩子们回家的时候就一直不停地在孩子们的耳边诉说在家里的种种不适。

分析：老年人随着年龄的增长，身体机能日渐衰退，作为子女应该理解老人的这种状态，这时候只要默默地陪在她的身边，听她的诉说，她就会感到被理解与欣慰。

（1）慢慢地交流。对于说话和行动比较迟缓的老年人，护理人员也要以相应的节奏，放慢语速，慢慢地和老年人进行交流。

1）放慢语速，说话简明易懂。

"你就不能快一些吗！"这种催促式的语言或急切命令式的语言都会增加老年人的抵触情绪，特别是有认知障碍的老年人，他们会更加依赖环境和气氛去理解、判断对方的意思，此时就更容易产生焦虑感或自卑感。另外，喋喋不休、多次重复同样的话效果也不好，不如放慢语速，选择好用词，这样更能够明确传达信息和意思。

在护理工作现场，经常看到这样的场景：有的护理人员和老年人交谈时比较紧张，或者害怕冷场，所以，不断地寻找话题，急切不断地提出话题。其实只要护理人员能够放松下来，慢慢交谈，要表达的意思也就会自然而然的表达到位。

注意：对于有认知障碍的老年人，越简单直接的表达方式效果越好。

2）贴近心灵的交谈。要学会从老年人的语气、谈话方式、情绪、精神状态等判断老年人此时的心情，如果能够贴心地进行交谈，打开老年人的心扉，就可以迅速加深双方的信赖关系。敷衍式的谈话是不会得到老年人真心回应的。

【案例6.7】　一位老人，一到周末就打电话把孩子们都叫到身边来，如有人违背，就会大吵大闹。这时在与老人沟通的时候我们首先就要站在老人的角度去体会老人的感受，"老人可能一周没有看到子女和孙子了，非常想念大家回来聚聚。老人可能一周都没有好好吃一顿自己认为可口的饭菜了，希望子女为自己做一次可口的饭菜解解馋"。这样可能在沟通的时候可能更会得到老人的认可。

分析：现在的老人并不缺吃、缺穿，他们更需要的是精神慰藉。由于没有子女在身边陪伴，不少独居老年人渐渐变得沉默寡言，继而不愿意参加社会活动，长期"宅"在家里，容易患上抑郁症等精神疾病。

3）有效地利用闲聊和唠家常。护理工作现场中的沟通一般都是为了工作，因为不这样做就得不到所需要的信息。但是，通过平时的闲聊或唠家常，护理人员可以得到一些在正式场合中所得不到的信息。

4）想办法让老年人的心情舒缓、放松下来。护理人员在工作时特别忙碌，特别是一下子同时接到许多紧急工作时，心情就会比较急躁。此时，当老年人提出要求时，有的护理人员会脱口而出："别跟我说话，正忙着呢。"让老年人无言以对，在养老机构中这样的情境非常多见。此时，护理人员一定要学会控制自己的情绪，学会平缓自己焦虑的心情，把自己焦虑的情绪微妙、含蓄地表达出来，即使护理人员当时很忙，也要努力控制自己的情绪，不要让老年人发觉，更不能向老年人发脾气。此外，有些护理人员对老年人的一些不当行为习惯于当场喝止，或者不断地进行指点，这都会损害老年人的自尊。此时，应该默默地在旁边观察老年人，只在有必要的时候再进行指导和帮助。

（2）营造轻松的谈话环境和氛围。护理人员和老年人需要交谈时不只限于工作场合，工作以外的沟通也很普遍。营造轻松的谈话环境和氛围，可以使谈话内容更加丰富，气氛更加温馨。

1）经常表示出接受、认可的态度。老年人也是在不断感受着周围的气氛来进行生活的，特别对于在身边照顾自己的护理人员，对他的一举一动甚至表情都会特别地在意和关注，也会考虑自己什么时候开口讲话合适，所以，护理人员要经常表现出"我会接受、认可你"的表情和态度。如果老年人心情能够放松下来，谈起话来也会比较容易，所以，学会营造轻松、舒缓的谈话氛围是非常重要的。护理人员一定要避免表现出心不在焉、虚假敷衍、漠不关心的态度。

2）创造使人心情平静的照明环境、不过于安静的谈话环境。在过于明亮的场所，人往往不能够放松下来，所以，一定要用心营造一个不过于明亮或不过于昏暗、可以让人心情放松下来的照明环境。另外，没有一点声音，过于安静的场所，也会让谈话变得难以进行。

3）坐在容易和老年人交谈的位置上进行沟通。坐在老年人的正对面交谈，容易引起老年人紧张，如果并排坐在老年人侧面（两人面朝同一方向）像伙伴那样挨近坐着，能够进一步让老年人感到亲切感。但交谈时最佳的位置是护理人员和老年人坐在同侧，把身体转向老年人约 45°的位置，这样不但能让老年人感到护理人员对他的关心，而且便于护理人员观察老年人的表情。

对于偏瘫的老年人，护理人员要坐在老年人身侧进行交谈。此外，对于有感觉障碍的老年人，坐在老年人瘫痪侧进行交谈非常不便，所以护理人员必须提前了解和确认老年人的身体状况。

4）有时一对一的交谈效果比较好。当老年人和周围人之间的关系不太融洽时，周围人可能对护理人员和老年人之间的谈话会特别留意，这时需要考虑这位老年人的心情，对于话题要有所选择，或者压低谈话的声音，或者根据情况需要，也可以到其他房间进行交谈。尤其是关系到老年人隐私的事情，谈话就要更加谨慎，最好在其他房间一对一进行交谈。

（3）充分运用推测能力。虽然老年人与护理人员之间的沟通关系是对等的，但护理和被护理这样的角色关系还是不能避免，老年人状态不佳也无法表达的情境经常存在。所以，护理人员要能够站在老年人的立场上，多替老年人考虑，多进行换位思考，这就要求护理人员具备一定的推测能力。

1）学会推测老年人现在的状态。现在你所照料的老年人是快乐？是悲伤？或是抑郁、生气、烦恼？老年人的心理状态如何？此时，护理人员可以通过表情、谈话语气或老年人的肢体动作进行推测，然后可以选择合适的话题，和老年人进行交谈。

2）了解老年人过去的经历。老年人现在的状态都是由各种不同的人生经历决定的，这中间一定有很多烦恼、痛苦或坎坷的人生体验，当老年人不得不接受现在年事已高的现状时，可能会产生焦虑、失落的情绪或某些心结，护理人员如果能理解老年人这样的心情，也就能够理解老年人现在的语言和行为方式。另外，也可以询问老年人的家属来了解老年人的人生经历、了解老年人现在的状况。

3）借鉴和其他老年人类似的情况。当与老年人交流遇到困难时，可以借鉴其他老年人所出现的类似情况、类似情境的解决办法，如果尝试之后可行，可以借鉴使用。

4）培养和锻炼感性的能力。所谓感性，简单来讲就是依靠直觉无意识地去判断和评价事物的能力，发挥想象力也属于感性能力的一种。护理人员通过锻炼和培养感性的能力，可以更加深刻地感受老年人的心情，加深双方之间的沟通。

为了锻炼和培养感性的能力，可以通过读书、看电影、欣赏美术作品、听音乐等来体验心灵的震撼。另外，通过书本和电影去培养判断事物与欣赏事物的眼光，了解各式各样的人生经历。通过与不同人群的交流，了解一些不同的观点、感受、思想，也是非常重要的。

要对各式各样的事物抱有好奇心，尝试着去听、去看、去了解，然后进行思考，进一步提出一些疑问：这样做合适吗？这是怎么回事？多思考，让大脑活跃起来，可以让判断事物的眼光更加敏锐，继而成为一个善于思考、善于感知事物的人。

6.6　与有认知障碍的老年人进行沟通的技巧

即使有认知障碍的老年人，也需要作为一名独立的人和他人进行沟通。因为，有认知障碍的老年人也有感情和自尊。

6.6.1　认知障碍的概念

认知是机体认识和获取知识的智能加工过程，涉及学习、记忆、语言、思维、精神、情感等一系列心理和社会行为。认知障碍是指与上述学习记忆及思维判断有关的大脑高级智能加工过程出现异常，从而引起严重的学习、记忆障碍，同时伴有失语、失用、失认、失行等改变的病理过程。认知的基础是大脑皮层的正常功能，任何引起大脑皮层功能和结构异常的因素均可导致认知障碍。由于大脑的功能复杂，且认知障碍的不同类型互相关联，即某一方面的认知问题可以引起另一方面或多个方面的认知异常（如一个病人若有注意力和记忆方面的缺陷，就会出现解决问题的障碍）。因此，认知障碍是脑疾病诊断和治疗中最困难的问题之一。

按其发展过程大致可分为以下三期：

（1）早期症状：主要表现为活动减少、易疲劳、眩晕、心悸、食欲减退、兴趣及主动性下降，情感淡漠或抑郁及轻度健忘。此时表现不易辨别，常被认为神经症或正常老化。

（2）中期症状：出现典型的痴呆症状，包括定向力障碍，尤以时间定向障碍最为多见，随病情发展，地点人物定向也减退，记忆力障碍，智能障碍，精神症状，此期患者大多伴有幻觉或妄想，以幻视、幻听和被窃妄想最为多见，情绪改变亦较常见。

（3）晚期症状：全面智能障碍，卧床、无自主运动，对语言的理解和运用能力完全丧失，情感淡漠，生活完全不能自理，常伴大、小便失禁，最终因并发症导致死亡。

6.6.2 认知障碍的主要表现形式

人脑所涉及的认知功能范畴极其广泛，包括学习、记忆、语言、运动、思维、创造、精神、情感等。因此，认知障碍的表现形式也多种多样，这些表现可单独存在，但多相伴出现。

1. 学习、记忆障碍

学习、记忆是一种复杂的动态过程。对学习、记忆基本机制的了解得益于对一种低等无脊椎动物海兔的简单神经系统的研究。记忆是处理、贮存和回忆讯息的能力，与学习和知觉相关。记忆过程包括感觉输入、感觉记忆、短时记忆、长时记忆、贮存讯息的回忆等过程。短时记忆涉及特定蛋白质的磷酸化和去磷酸化平衡，而长时记忆除特定蛋白质的磷酸化改变外，还涉及新蛋白质的合成。在大脑皮层不同部位受损伤时，可引起不同类型的记忆障碍，如颞叶海马区受损主要引起空间记忆障碍，蓝斑、杏仁核区受损主要引起情感记忆障碍等。

2. 失语

失语是由于脑损害所致的语言交流能力障碍。患者在意识清晰、无精神障碍及严重智能障碍的前提下，无视觉及听觉缺损，亦无口、咽、喉等发音器官肌肉瘫痪及共济运动障碍，却听不懂别人及自己的讲话，说不出要表达的意思，不理解亦写不出病前会读、会写的字句等。传统观念认为，失语只能是由大脑皮层语言区损害引起。CT问世后证实，位于优势侧皮层下结构（如丘脑及基底节）病变也可引起失语。

3. 失认

失认是指脑损害时患者并无视觉、听觉、触觉、智能及意识障碍的情况下，不能通过某一种感觉辨认以往熟悉的物体，但能通过其他感觉通道进行认识。例如，患者看到手表而不知为何物，通过触摸手表的外形或听表走动的声音，便可知其为手表。

4. 失用

要完成一个复杂的随意运动，不仅需要上、下运动神经元和锥体外系及小脑系统的整合，还须有运动的意念，这是联络区皮层的功能。失用是指脑部疾患时，患者并无任何运动麻痹、共济失调、肌张力障碍和感觉障碍，也无意识及智能障碍的情况下，不能在全身动作的配合下，正确地使用一部分肢体功能去完成那些本来已经形成习惯的动作，如不能按要求做伸舌、吞咽、洗脸、刷牙、划火柴和开锁等简单动作，但病人在不经意的情况下却能自发地做这些动作。一般认为，左侧缘上回是运用功能的皮层代表区，由该处发出的纤维至同侧中央前回，再经胼胝体而到达右侧中央前回。因此，左侧顶叶缘上回病变可产生双侧失用症，从左侧缘上回至同侧中央前回间的病变可引起右侧肢体失用，胼胝体前部或右侧皮层下白质受损时引起左侧肢体失用。

5. 其他精神、神经活动的改变

患者常常表现出语多唠叨、情绪多变，焦虑、抑郁、激越、欣快等精神、神经活动方面的异常改变。

6. 痴呆

痴呆是认知障碍最严重的表现形式，是慢性脑功能不全产生的获得性和持续性智能障碍综合征。智能损害包括不同程度的记忆、语言、视空间功能障碍、人格异常及其他认知（概括、计算、判断、综合和解决问题）能力的降低，患者常常伴有行为和情感的异常，这些功能障碍导致病人日常生活、社会交往和工作能力的明显减退。

6.6.3　认知障碍老年人护理的基本要求

对于认知障碍的老年人护理，首先要尊重老年人，让他们能够进行一些力所能及的事情，不要因为出现认知障碍就不让他们做任何事情，这样会损伤老年人的自尊心，即使每天完成一些小游戏，在心理上也会对他们有所帮助。同时要注意家里的环境，如增加一些老物件的陈设，把家里设施布置得更加适合老年人生活，如把月份牌上的字体设置更大一些，可以给老年人准备一些吃饭时不容易洒出的餐具。另外，还需要在衣着方面，给老年人准备更适合穿脱的衣服。如果是老年人可以出行时，老年痴呆患者，由于走路时不太平稳，需要注意搀扶，所走地面不要太滑，避免摔倒，需要注意防滑的措施。老年人的饮食也要引起注意，以清淡为主，但是也要注意保证能量、糖分供应，避免出现低血糖的情况。因为如果能量、血糖不够，也会影响他们的认知功能。如果老人的疾病能够治疗，还是尽量给予治疗，以延缓疾病的发展。如果老年人的疾病确实是不能够延缓发展，必然是要逐步恶化的情况，也要给老年人做好心理方面的疏导工作，让他提前安排好自己今后的生活，如在老年人认知允许的情况下，安排好自己家庭财产的处理，以后生活的安排，尽量让老年人做主，照料者尽量要尊重老年人，让老年人能够进行力所能及的事情。如果是老年人确实没有能力做，也要增加照料者的工作，尽量减少并发症，如需要活动时，能够在家里活动，就在家里散步。如果是老年人能够出去，多数认知障碍的患者可能出门后找不着家，要在老年人的衣服里准备类似小名片的卡片，或者戴上具有定位功能的手表，防止老年人在走失的情况下，也能够找到，尽量减少老年人意外事件的发生。

6.6.4　与认知障碍老年人沟通的技巧

1. 用语尽量简练、明确

对于认知障碍逐步加重、话语越来越少的老年人，交谈的原则是简单易懂。话语越多，越会引起老年人理解上的混乱。

2. 使用老年人家乡的方言

使用老年人家乡的方言，对老年人来讲是更容易进行交流、更容易建立亲密关系的一种沟通方式，护理人员如果能够多使用老年人家乡的方言，可以让沟通变得更加顺利。

3. 禁止使用训斥、指责、强迫、管制等语言

训斥、指责、强迫、管制等这类严厉的语言，会让老年人感到更加紧张、畏缩，甚至导致本来可以做到的事情也无法做到了。而且这种做法，会对老年人的心情、自尊产生很严重的伤害，他们今后可能会拒绝护理人员的照顾。

尤其是患有认知障碍的老年人，即使听不懂护理人员在训斥自己。但会感觉到护理人员训斥自己时的态度、表情、举止等。如果护理人员给老年人留下了让人讨厌或言语刻薄的印象，会对今后的沟通造成很大障碍。

4. 尽量不要告诉老年人今后要发生的事情

有认知障碍的老年人对时间的感觉比较模糊，大部分都是在漠然或不安中度过时光，次日的事情也好、一个月后的事情也好，对他来说都是同样的，老年人很难区别时间的长短，所以，如果告诉老年人今后要发生的事情，或者让老年人一直等待某件事情发生，会使老年人始终处于焦虑、不安的状态。

5. 帮助有认知障碍的老年人回忆过去

有认知障碍的老年人也有自己曾经生活过的时代背景，结合那个时代的背景，帮助老年人回忆过去，也许就能够找到许多合适的话题，让沟通变得更加顺畅。

6. 与其说服，不如认可

说服是想让对方了解一些在道理上正确的事情，建议对方理性的接受正确的事情，或者让对方接受主观上不情愿但必须去做的事情。老年人如果内心不情愿，也就不会产生行动，即使做一些正确的事情，如果违背了老年人自身的意愿，也会拒绝去做。但有时迫于"必须这样"的要求，老年人没办法，也许会听从护理人员去做。可是这样的"说服"只会损害双方的亲密关系甚至产生抵触或矛盾。所以护理人员要学会尽量让老年人发自内心的、

自愿地去做某件事情，这一点非常重要。因为护理工作的一项重要职责就是想方设法激励老年人自主做事的积极性，护理人员要学会换位思考，多设想一下这件事情如果换作自己能否接受，然后再要求老年人接受。

尤其是有认知障碍的老年人，如果感情上不能接受，就不会回应。此时，适当地给予激励或者应用一些技巧，甚至用善意的谎言，只要是真诚地、发自内心地为老年人着想，这种态度一般都会得到老年人的认可。

6.6.5　与老年人沟通交流时的方式和注意事项

与老年人沟通交流时，要采用沟通领域最简单也最直接的礼貌沟通，称为三分钟一般性沟通。这一层次的沟通是护理人员与老人双方信任程度和双方参与程度最低的沟通。下面举一个例子，一位志愿者面带微笑用柔和的目光看着老人，言轻语缓地对老人说："奶奶，您好！我来看您来了，虽然今天天气有些冷，可您老气色看起来不错！"和老人开始了三分钟一般性沟通。这个时候，志愿者与老人双方只使用了最表面的肤浅的社会应酬性话题：问候老人、谈论天气，这时还不涉及个人问题。

一是迅速消除志愿者与老人初次见面的拘束和尴尬；二是使老人通过志愿者的言语、目光、手势体会到交流的安全性。这里强调一点，有许多老年人都有不同的老年性疾病，如失聪、视弱、言语功能障碍等，志愿者应做到始终保持面带微笑、言轻语缓。在短暂使用一般性沟通后，开始向更深层次意义的沟通方向转移："奶奶，您好！我是×××，今年××岁，我是来陪护您度过愉快周末的萤火虫志愿者。"此陈述事实的沟通是一种志愿者工作性质的沟通，这种陈述事实的沟通对于志愿者和老人进入融洽性更深层次的沟通非常关键与重要。这里志愿者向奶奶介绍了自己与医疗机构和护工角色的区别，给老人传递了一个快乐的信息："我是志愿者，是来关怀照顾您老的，是给您老送快乐来的，您老昨晚睡好了吗？早餐吃好了吗？想不想出去走走？""睡得好""吃了一点""不想出去走""我有些不舒服""哪儿不舒服啊"就这样志愿者和老人很快地进行了情感交流，志愿者对老人所说的分类一一记在心里，做一名认真的倾听对象。

老年人最大的一个认知特点是：往事历历在目，近景一片模糊。几十年岁月的痕迹深深地烙印在他们的心里，过往的苦难与欢乐，让他们沉浸在遥远的回忆中，回忆是支撑他们生活的一个很重要的精神支柱。而眼前的人和事，他们却绝大部分都记不住。由于长期独居，加上过往的一些不愉快的经历可能给老人留下了心理阴影，大多数的老人性格孤僻、古怪。这就需要护理人员用加倍的热情和耐心，去融化老年人的心，取得老人的信任……这里对老年人所说的进行归类：

（1）属于老人性格、心理、身体上的应表示理解、同情和安慰。

（2）属于医疗机构的默听，非必要情况下不建议与护工医疗机构沟通反映。

（3）希望提供帮助的老人，我们应在神情上表示关注，做听众不做演讲者，然后快速用大脑想想我该回避问题还是该回答问题。

拓展阅读

莫道桑榆晚，为霞尚满天

每当茶余饭后，宗汉街道潮塘村的老人们总喜欢聚在一起，晒晒太阳，聊聊天，谈论谈论村里的大事小事。最近，有几位老人总是逢人就感慨道："党和政府的政策好，让我们的晚年生活有了保障。子女不在身边，以前什么事情都得自己弄。现在好了，有专门的服务人员上门帮我们打扫、洗衣服、买药、煎药，还陪我们聊天呢，而且每一星期都来好几趟，不管刮风下雨，从不间断，难能可贵啊！"

老人们口中的两位服务人员原来就是潮塘村居家养老的专职服务人员邹金凤、黄美文。邹金凤今年60岁，是潮塘村的老妇女主任，任职期间曾多次获得宁波市、慈溪市级先进工作者，现已退休，是一名朴实又善良的阿姨。黄美文与邹金凤同岁，家底殷实，是个老板娘，平时喜欢助人为乐。照她的话说，农村老妇靠念佛积善德，做好事也是积善德。当邹金凤得知潮塘村要开展居家养老服务时，热心肠的她便邀上同村好朋友黄美文，主动请缨，当上了潮塘村居家养老的专职服务人员。在和潮塘村村干部交谈时，我们得知了两位阿姨的先进事迹。

几年如一日，两位阿姨结伴而行，风里来雨里去，天天奔波在各个孤寡老人家里，为老人们打扫房间，换洗衣物，帮老人们置办生活用品，购买药物，陪老人们唠唠家常，帮老人们排忧解难。老人们都亲切地把她们当成了自己的儿女，有什么事情，有什么话都喜欢跟她们讲。每当说起这两位服务人员，老人们都竖起了大拇指，称赞她们工作负责，全心全意为老人服务。

潮塘村有一位耄耋老人，名叫张天均，出生地主家庭，由于家庭变故，一直独居，性格有点古怪，不喜欢外人打扰。老人虽然年事已高，但是非常讲究生活品质，物品摆放井然有序，穿戴整整齐齐。刚开始服务人员上门，老人都是一副爱理不理的样子，不允许服务人员动他的物品，也不愿意与服务人员交谈。但是服务人员并没有因此心存芥蒂，反而增加了访问的次数。

天气渐渐转冷，老人行动有所不便。有一天，他提出要服务人员帮他去补棉鞋，棉鞋缝合处有几个破口。服务人员按照老人的吩咐去补鞋，但是修鞋的人说补鞋子的钱差不多可以买一双新的了，干脆不要补了。服务人员把这一想法告诉了老人，哪知老人却说，鞋子还能补补修修，就不要浪费材料。服务人员便拿去帮他修补好。过了一天，细心的老人发现棉鞋里还有一个小洞没补。服务人员再一次帮老人去补了棉鞋，前前后后一共跑了三趟，这才让老人满意了。

莫道桑榆晚，为霞尚满天。在宗汉街道，像潮塘村这样的居家养老先进服务人员还有很多。他们大多是一批有威信、有爱心、有责任心的退休老师、退休干部。在晚年时，趁着自己还有精力，尽自己所能去帮助那些孤寡老人。谁说老年人不能有所作为，他们凭着自己的满腔热情，兢兢业业把居家养老服务当作他们晚年的事业，同样也能干出一番作为，真正做到了新时代的老年人老有所学、老有所乐、老有所为。

本章小结

本章主要学习社区居家养老的概念、我国的养老模式、社区居家养老服务基本服务内容、社区居家养老老年人的心理特点及行为、与社区居家养老老年人的沟通技巧、和有认知障碍的老年人进行沟通的技巧等。通过学习，掌握社区居家养老概念，了解社区居家养老老年人的心理特点及行为，具备与社区居家养老老年人进行有效沟通的技巧和能力。

情境回放

与吴爷爷的沟通技巧：其实人进入老年之后，很多老年人都因受不了一身病痛的折磨，都或多或少有过一些轻生的念头。其实老年人并不是说真的活够了，是因为病痛的折磨。这时候要转移他的注意力，每个老年人都希望自己能多看看下一辈的人，给他一个期盼，让老年人感觉到他儿女的孝顺，这样老年人就不会再有轻生的念头了。

"课岗证赛" 融通实训

实训名称	为认知障碍老年人进行康复训练		实训学时	2
实训方法	角色扮演、情境模拟			
实训条件	康复护理实训室			
实训目标	1. 护理员必须尊重、理解认知障碍老年人，实事求是，恪尽职守。 2. 护理员要依据老年人认知障碍的程度和老年人的兴趣爱好选择不同的训练项目，康复训练要有规律性和趣味性			
实训情境	某养老机构下午一点在康复室集中组织认知障碍老年人进行注意训练。以小组为单位，配备两位护理员，一位是主要的带领者，另一位是助手，参加人数需要控制在4～6位。如果活动的内容需要高度的注意力（如绘画），组员人数可以更少些			
实训指导	1. 护理员全面评估老年人的身体状况、所患疾病的程度等，与老年人及家属充分沟通，了解老年人的生活习惯、爱好等。 2. 选择环境。选择老年人熟悉的、安全的环境。环境温度要适宜，光照要柔和而充足。 3. 准备器具。准备适合老年人的训练用具，如静止钓鱼盘4～6个或电动钓鱼盘4～6个，环形办公桌1个，座椅若干（座椅要结实稳固）			
实训形式	团队任务	团队成员		得分
阶段任务内容（50分）	阶段任务要求、完成情况			
收到任务，分析任务（5分）	收到任务后，组成小组，并分析任务内容			
形成小组，明确分工（5分）	根据任务情境，分担模拟角色，分工明确			
评估老年人的身体状况（5分）	全面获得老人的身体状况、所患疾病等信息			

续表

对话模拟（10分）		对有认知障碍的老年人，适当地给予激励或者应用一些技巧，甚至用善意的谎言，要真诚地发自内心地为老年人着想	
康复训练项目设计（5分）		设计的项目是否合理	
心得体会（5分）		能够较好地对活动进行总结，并认识到专业沟通能力的重要性，在初次与服务对象的沟通中建立良好的第一印象	
考核评价	自我评价（5分）	1. 能认真参与活动，积极准备相关材料；	
	同学评价（5分）	2. 能够掌握认知障碍老人护理的基本要求； 3. 能够学会合作与分享；	
	教师评价（5分）	4. 能够形成对职业的认同	
总得分：			

 课后练习题

1. 简答题

（1）什么是社区居家养老？

（2）我国的养老模式有哪些？

（3）社区居家养老服务基本服务内容有哪些？

（4）社区居家养老老年人的心理特点及行为有哪些？

（5）如何与有认知障碍的老年人进行沟通？

2. 案例分析题

退休后的王阿姨一直忙于照料孙子，现在孙子长大出国了，她整日闲于家中，也不太愿意出去与人沟通，老伴几年前去世了，儿女也不在身边居住，儿子每两周才过来探望一次。她通常是出去买完菜就回家，一段时间后，家人发现她思维明显迟钝，说话词不达意。社区社工小芳看在眼里，急在心里。怎么能让王阿姨重拾欢笑呢？在与王阿姨的沟通中，小芳发现，对于旅游、跳舞、唱歌、看书，王阿姨都不感兴趣。偶尔一次，小芳发现王阿姨为邻居缝扣子，于是就找来很多针线活和十字绣等，王阿姨很快进入状态，连原本有些发抖的手都变得稳健了，精神明显好转。

任务：设计一套有效的服务和沟通方案，鼓励王阿姨与邻里多些互动，引导王阿姨进行手部练习，协助王阿姨走出空巢的低落和抑郁状态。

第 7 章 与养老机构老年人的沟通技巧

 学习目标

【知识目标】

1. 了解养老机构的基本知识；

2. 熟悉养老机构老年人的特点和需要；

3. 掌握与养老机构老年人的沟通技巧。

【技能目标】

1. 能够分析养老机构老年人的特点和需要；

2. 分析养老机构老年人的沟通需要；

3. 掌握与养老机构老年人的沟通技巧。

【素质目标】

关爱老年人，重视养老机构老年人的沟通需求。

【情境导入】

某养老机构的入住老人张阿姨，76 岁，每天总喜欢躺在床上，经常闷闷不乐，很少跟人说话。进一步了解后发现，这位老人由于听力问题，常常听不清别人讲话，总是反复询问，问多了别人就会不耐烦，导致她越来越不爱说话。最近几年，她经常感觉话到嘴边却想不起来要说什么，于是更加抵触与人交流。

任务：请根据上述情境中分析张阿姨的情况，作为养老机构的一名护理人员，该如何做好与老人的沟通工作呢？作为一个未来的养老护理员，该做哪些准备呢？

【名人名言】

老来受尊敬，是人类精神最美好的一种特权。

——司汤达

我国的人口老龄化问题日益突出。据统计，目前全国 60 岁以上老年人口已超过 2 亿，同时每年有 3% 的人口进入老年人行列，老龄化高峰将在 10～20 年后来临。我国的养老模式主要由家庭养老、居家养老和机构养老三部分组成。机构养老是我国未来最主要的养老模式之一。国家提倡养老机构主要面向老年人提供专业的综合性服务，尤其对于失能、失智的老年人提供专业护理。老年人常常患有多种慢性病，而且病情复杂，养老风险高，养老纠纷多。加强与养老机构入住老人的沟通，可以更深入地了解老年人的心理与行为，更好地为其提供优质服务，降低养老风险，减少养老纠纷。

7.1 认识养老机构

【**案例** 7.1】　顾大爷，68 岁，三无老人，入住某养老机构前出了一次车祸后失去生活自理能力，由其姐姐照顾。某日，其姐姐将老人以自费住养的身份入住某养老机构，在养老机构的关心与帮助下，办理了公费住养的手续，成了一名由国家供养的三无老人。提高了老人的生活品质，减轻了老人家人的经济负担。

分析：随着老年人年龄的增长，在不能实现自我照料、家属也不能为其提供照料的时候，就需要由社会来提供照料服务。

7.1.1　养老机构的概念

养老机构是指为老年人提供饮食起居、清洁卫生、生活护理、健康管理和文体娱乐活动等综合性服务的机构。它可以是独立的法人机构，也可以是附属于医疗机构、企事业单位、社会团体或组织、综合性社会福利机构的一个部门或分支机构。养老机构服务的主要对象是老年人，但某些养老机构（如农村敬老院）也接收辖区内的孤残儿童或残疾人。入住养老机构的老年人平均年龄多在 75 岁以上。增龄衰老，自然使老人成为意外事件、伤害、疾病突发死亡的高危人群。

与其他服务不同的是，养老服务是一种全人、全员、全程的服务。所谓"全人"服务是指养老机构不仅要满足老年人的衣、食、住、行等基本生活照料需求，还要满足老年人医疗保健、疾病预防、护理与康复及精神文化、心理与社会等需求；要满足入住老年人上述需求，需要养老机构全体工作人员共同努力，这就是所指的"全员"服务；绝大多数入住老年人是把养老机构作为其人生最后的归宿，从老年人入住那天开始，养老机构工作人员就要做好陪伴着老年人走完人生最后里程的准备，这就是所谓的"全程"服务。

7.1.2　养老机构的类型

1. 敬老院

敬老院是在城市街道、农村乡镇、村组设置的供养"三无""五保"老人、残疾人员和接待社会寄养老人安度晚年的养老服务机构，设有生活起居、文化娱乐、康复训练、医疗保健等多项服务设施。

2. 福利院

福利院是国家、社会及团体为救助社会困难人士、疾病患者而创建的用于为他们提供衣食住宿及医疗条件的爱心福利院场所。他们为了社会的和谐贡献自己的力量。其中，社会福利院的主要任务是收养市区"三无"老人、孤残儿童、弃婴，实行养、治、教并举的工作方针，保障弱势群体的合法权益，维护社会稳定。老年社会福利院是享受国家一定数额的经济补助，接待老年人安度晚年而设置的社会养老服务机构，设有起居生活、文化娱乐、医疗保健等多项服务设施。

3. 老年公寓

老年公寓是专供老年人集中居住，符合老年人体能心态特征的公寓式老年住宅。它具备餐饮、清洁卫生、文化娱乐、医疗保健服务体系，是综合管理的住宅类型。老年公寓是指既体现老年人居家养老，又能享受到社会提供的各种服务的老年住宅，属于机构养老的范畴。在北京、上海这样的大城市，老年公寓已经很普遍，并且出现低、中、高档分级。

4. 护老院

护老院是专为接待介助老人（生活行为依赖扶手、拐杖、轮椅和升降设施等帮助的老年人）安度晚年而设置的社会养老服务机构，设有生活起居、文化娱乐、康复训练、医疗保健等多项服务设施。

5. 护养院

护养院又称为护理养老机构、护理院，是专为接收生活完全不能自理的介护老人安度晚年的社会养老服务机构，设有起居生活、文化娱乐、康复训练、医疗保健等多项服务设施。

6. 护理院

护理院是指由医护人员组成的，在一定范围内为长期卧床老年患者、残疾人、临终患者、绝症晚期和其他需要医疗护理的老年患者提供基础护理、专科护理，根据医嘱进行支持治疗、姑息治疗、安宁护理，消毒隔离技术指导、社区老年保健、营养指导、心理咨询、卫生宣教和其他老年医疗护理服务的医疗机构。根据中国老龄事业发展基金会的爱心护理工程，全国各地均有专业爱心护理院服务各类老年人群。爱心护理院专门为失能老人提供专门护理、生活照料服务。

7.1.3　老人入住养老机构的意义

【案例7.2】　一位中度失智的老人，在家的时候，子女只知道老人最近生活没有以前好了，总是丢三落四的，常常走出去就找不回来，但老人在穿衣、吃饭、睡觉甚至帮家里做家务的能力没有太多的改变。子女未能认识到老人已经在智力上发生了很大的改变。没有给予及时的关心与照顾。有一天，老人在过马路的时候不慎跌倒导致骨折，送医院经积极医疗出院后，老人的骨折治好了，但他的生活能力完全丧失了。老人回家由于其子女在照料的过程中没有相应的专业知识，很快老人就发生了压疮、泌尿系统的感染、坠积性肺炎等并发症，老人奄奄一息，但子女还不知道老人怎么了。最后，子女把老人送去了一家综合性的养老机构，经过养老机构专业的生活照料、心理抚慰和医疗康复，才把老人从死亡线上拉了回来。

分析：老年人患有疾病之后，尤其是丧失了活动能力的老人，需要为其提供专业化的护理服务。

1. 能提供比较专业化的照料服务

养老机构特别是综合性的养老机构，可以根据老年人不同的生活习惯、饮食要求、身体状况、老年病的分类及其他的生活、身体、心理的身心需要提供与之相适宜的饮食、专业的生活料理、康复娱乐、医疗保健，甚至提供健康咨询与法律咨询等服务。特别是没有生活自理能力的老年人可以在养老机构中获得更专业、更优质的身心照料服务。

2. 满足老年人多样化的需要

机构养老服务坚持以人为本的基本理念，以老年人为根本的态度、方式、方法来发展机构养老服务，为了满足老年人的养老服务需求，确保老年人的生活质量，不仅包括确保物质生活质量，还包括确保精神慰藉、社会参与、权益维护、价值尊严等精神生活质量。

机构养老服务的发展把满足老年人的需要作为首要原则，我国机构养老服务的发展就是为了满足城乡老年人日益增长的养老服务需求。老年人的需要很多，但总体来讲，是以生活照料、健康医疗、精神服务三大类为主。

3. 减轻赡养者的负担

到 2025 年之前，我国的高龄老年人口将一直保持年均 100 万的增长趋势，失能老年人、慢性病老年人的人数都将持续增加。与此同时，由于我国采用了较为严格的人口制政策，"80 后""90 后"独生子女已成为社会的主力军，养老压力非常巨大。机构养老可以把老人的亲人从对老年人繁杂的日常照料中解脱出来，以减轻他们的压力。

7.2　老年人入住养老机构的原因

【案例 7.3】　在"常回家看看"入法的调研过程中，养老机构中很多老人被问及："您的孩子们经常来看您吗？您想孩子们吗？"很多老年人都会这样说："孩子们忙，不需要他们经常来看我们，我们在这里生活得很好，我们不想他们。"但是，很多人没有看到，当然也没有体会到，每逢节日的时候，多少老年人嘴上说不用来看他们，但他们渴望被亲人看望的眼神暴露了他们思念亲人的心理。这就是爱，同时，他们也能感受到来自四面八方的关爱。

分析：有一部分老人入住养老机构实属无奈，也许并不是自己乐意的，只是为了给子女减少麻烦。因此入住养老机构之后，更是希望子女多来探望他们，需要得到儿女更多的关注和关爱。

这个世界唯一公平的就是：人人都会衰老。如何安度晚年是我们每个人都得面对的问题。我国传统的养老方式都是在家庭中进行的。但如今计划生育国策下的"四二一"家庭模式，则向传统的养老模式提出了严峻挑战。

面对现实，如何让老人的晚年过得开心，子女也过得顺心？如今越来越多的老人住进养老机构，到底是什么改变了人们传统的观念？为什么越来越多的老人愿意去养老机构养老？为什么那么多退休老人都争相去养老机构？晚年养老选择入住养老机构的原因是什么？

1. 人们的观念已经开始改变

并不是送老人到养老机构就是子女不孝，家里没人让生活上不能自理的老人在家不放心，请保姆费用较高，老人有点病痛，子女不一定清楚使用什么药物；在养老机构里生活上有人照顾，还有别的老人做伴何乐而不为呢。当然做子女的要常常去探望，逢年过节也要接老人回家来享受天伦之乐。

2. 老人独自在家太寂寞

有的老人认为家里条件不错，然后又去住养老机构，是不是该说儿女不孝，那你就错了。越来越多的老人去养老院亲身体验后，住养老机构的意志更加坚定了，反而不送他们去养老机构，才是不孝。

老年人越来越注重身体健康、文化娱乐，他们把精神孤寂影响健康放在首位，需要群体性的文化娱乐生活，养老院有医生护士，医疗有保证；然后还有各种娱乐设施、健身活动项目等，很多老人一起会更加快乐。

3. 入住养老机构安全

养老机构一般白天晚上都有工作人员，而且有基本的医疗设备，老人如果急病发作，绝对不会因为没人发现而耽误抢救时机。

4. 有利于家庭团结

这个观点决不能算不孝，毕竟两代人在思想观念、价值观念等各个方面都会有很大的差异，而且有的时候人岁数大了以后，性格、脾气可能会不如从前，心理也可能比较脆弱和敏感，家里人无意的话可能就会引起老年人的不满。

但是，也会存在许多弊端，如很多老年人自己不愿意去养老机构，觉得是子女嫌弃自己，这就要具体情况具体对待。如果老人实在不愿意，千万不要勉强，以免伤了老人的心，即使老人去了养老机构，做子女的也不能从此完全不管，要经常去看望，还可以偶尔把老人接回来小住，让老人觉得子女仍然很惦记他们，这很重要。

5. 让老年人有时间干自己喜欢的事情

生活中总有很多人有其相伴一生的爱好，如写作、画画、下棋、垂钓等。许多爱好，在年轻时往往由于工作等原因，不可能全身心投入。

年龄大了，住到衣、食、住、行有保障的养老机构里，就可以自由支配时间来干自己喜欢干的事情。有的也许还能取得辉煌的成绩，如今96岁高龄的著名话剧演员叶子，她超高的画画技艺，就是在她80岁以后住到养老机构后练就的。

6. 让老年人享受到良好的服务

现在不能自理的老年人越来越多，在家里让子女照顾不仅占据他们大量的时间，而且得不到专业的指导和照料，遇见突发情况也处理不好。目前，除公办养老机构中的一些特殊情况外，绝大多数老年人选择住养老机构是付费服务，如果养老机构提供的服务不好或有照顾不周到的，老年人可以直接提出自己的意见或是选择去其他的养老机构。

为此，所有的养老机构都竭尽所能给老年人提供各种良好的服务，如其中的医疗条件，实行24小时值班，让老年人居能安身、医可治病，这是任何一个家庭都难以做到的。养老机构良好的服务解除了老年人和子女的后顾之忧。

7. 解放了家属

老年人入住养老机构后，老年人的家属能有更多时间处理自己的工作、家庭的事情，从而能有更多时间去养老机构探望关心老年人，身心也得到极大的放松。

7.3　入住养老机构老年人的特点

【案例 7.4】　有一位老人，入住养老机构前精神还不错，入住养老机构以后身体与精神状况一天不如一天，养老机构工作人员认为老人生病了，经过仔细地检查、交流与沟通，老人说出了自己的真实想法："到这里来的人就是等死了"。就是这个想法，让老人对生活失去了希望，让自己以后的人生变得迷茫，不知道自己该怎样去面对以后的生活，心理上倍感痛苦、无奈与无助，觉得自己很快就会死去。这是个典型的角色示范的例子。

分析：老人入住养老机构后，生活环境发生变化，一切都需要重新认识、重新了解、重新适应。面对新的生活环境，有些性格内向的老人会觉得不安、拘束，无所适从，不愿意与人接触。作为工作人员，就要了解入住老人的特点，帮助老人重新规划自己的生活。

老年期是人生历程的最后一个阶段。老化是老年人的一般特点，包括生理老化、心理老化和社会适应老化。

1. 生理老化

在生物学及医学上，老化是生命随时间而恶化的现象，是当人体各个器官达到成熟期并且维持一定时期之后开始渐渐衰退，从而导致机体功能逐渐丧失的过程。养老机构中的老年人往往生理老化程度比较高，且伴随各种老年疾病丧失或部分丧失生活自理能力。

2. 心理老化

心理学意义上的老化是指老年人个人的感官过程的变化，包括直觉、智力、解决问题、理解过程、学习及再学习的过程、内驱力及情绪等方面能力的降低和反应迟缓。进入养老机构这一事件作为老年人人生的一项重大变迁，势必会对老年人的心理产生一定的影响，加之生理老化程度的加深，负面情绪往往成为老年人的困扰。

3. 社会适应老化

根据社会学的社会互动理论及社会角色理论，认为老年人有其特定的角色，并对此赋予社会期望。老年人要得到社会的认可就必须满足社会对于老年人的期望与要求，如退出工作岗位、接受年轻人的帮助等。进入养老机构，老年人的角色进一步被细化，"自理老年人""介护老年人""老年病人""老年痴呆患者"等各种各样的标签往往会被强加到老年人身上，使得老年人的能力得不到体现或被赋予超出自己能力范围的要求。

7.4 养老机构老年人常见的心理需求

【案例7.5】 孙大爷，78岁，住在某养老机构快三个月了。某天，孙大爷说想回家，不想继续住在养老机构，问其原因，老人回答说："菜太咸了，口味不好；想吃稀饭；同室老人晚上看电视看得太久，声音太大；想看书，这里没有书；冬天怕冷，衣裤鞋袜不好穿。"

当告知孙大爷这些都不是难题，都可以想办法解决的时候。孙大爷终于说出了自己的真实想法："孩子们把我丢在了养老机构不管了，我想回家。"

分析：老人在入住养老机构之前，有自己原有的生活习惯和生活方式。入住养老机构之后，由于是集体生活，可能会与自己之前的作息习惯有一定的差异。作为工作人员，就要详细掌握老年人的各种需求。

养老机构最常见的老年人心理需求有以下几种：

（1）健康需求：人到老年，常有恐老、怕病、惧死的心理。所以，健康问题是老年人绝对关注的一个问题。作为养老机构，在食品的卫生及营养搭配方面及医疗设备方面要让老年人无后顾之忧。

（2）依存需求：人到老年，精力、体力、脑力都有所下降，有的生活不能完全自理，希望得到关心与照顾。子女们很孝顺，但由于各种各样的因素不能时时刻刻在身边照顾他们，所以，作为养老服务工作者要给予老年人的不仅是关心与照顾，还要给予他们家的感觉。

（3）和睦需求：老年人都希望自己有个和睦的家庭环境，邻居关系融洽，互敬互爱、互相帮助，老年人就会感到温暖和幸福。应经常组织老年人进行必要的情感交流和社会交往，对老人进行保健知识教育，帮助老年人树立正确的人生价值观，以及进行心理调适和处理好老人之间的关系。

（4）安静需求：老年人一般都喜欢安静，怕吵怕乱。老年人阅历丰富，有自己喜欢做的事情，且有自己的主张，我们要给他们属于自己的个人世界。

（5）变化需求：变化需求是适应生理变化和社会角色变化的一种心理现象。养老服务工作者应帮助老年人顺应客观现实，如生理更年期、离退休等变化，让老年人积极面对人生。

（6）求知需求：中老年人离开工作岗位后，也希望能认真系统地学习，俗话说"活到老，学到老"，积极用脑可延缓衰老。

7.5　与养老机构老年人的沟通技巧

养老机构的老年人多种多样，脾气习性也是多种多样的，不同的老人要选择不同的沟通方式。想要照顾好老人的情绪和脾气，就要先学会和老人沟通。

7.5.1　了解你所照顾的老年人

1. 学会拓展话题

首先了解老年人的故乡或出生地，一般这样的话题很少有人会讨厌，也方便和老年人继续把话题讨论下去；其次了解老年人的人生经历也非常重要，从事的工作、人际关系、兴趣爱好、人生观念、社会观念等，这能够进一步对老年人扩大话题。

（1）学会用耳朵和眼睛来了解老年人的情况。护理人员一般只是根据老年人的入住登记表来了解老年人的情况，这样并不会全面的了解。在日常的交流和沟通中，护理人员要学会利用自己的眼睛和耳朵进一步了解老年人的详细情况。例如，老年人喜欢什么样的谈话方式和沟通方式，仅通过登记表上的文字是无法获知的，这些东西都是需要在日常的生活照料中慢慢去发现的。

（2）了解老年人对自己的看法。在护理老年人的同时，护理人员也要了解老年人的看法和想法，学会观察老年人谈话的方式和表情，进一步倾听周围的老年人对自己的看法和想法，了解自己有什么做得不周到或者做得不好的地方等。通过了解自己在对方眼中的印象，去寻找能让老年人接受的沟通方法。

2. 获得老人的信任

护理人员要慢慢地学会得到老人的信任，如果无法得到老人的信任，工作就没法开展，沟通起来就不会得心应手。

（1）即使只有单方面的沟通也要经常和老年人打招呼。通过经常向老年人打招呼和问候来表达"我始终陪在你的身边""我始终在关怀你"的服务态度。有时老年人可能不会回应，护理人员千万不要放弃，要坚持下去。通过每天贴心的问候，让老年人始终能感受到自己被关心、被关怀，时间长了就会逐渐地对护理人员产生信赖，能够为老年人和护理人员之间交谈创造机会。

（2）护理人员也要创造向老年人表达感谢的机会。在养老机构中，当老年人得到护理员周到体贴的服务时，大都会向护理人员说"谢谢"，继而会对护理人员更加信赖。然而，护理人员向老年人说"谢谢"的机会却很少。所以，为建立双方平等、互相信赖的关系，护理人员也要创造一些向老年人表达感谢的机会，进一步增强双方的信赖感和亲近感。老年人并不希望自己每天只能接受他人的照顾，这样会逐渐产生自卑心理。例如，护理人员用轮椅推老年人外出时，在老年人允许的情况下，把较轻的物品放在老年人膝盖上，到达目的地后拿回物品，然后对老年人说"谢谢"；用餐完毕后，如果老年人帮助护理人员擦桌子，也要对老年人说"谢谢"。

（3）不要胡乱夸奖老年人。护理人员和老年人之间的关系，是成年人之间的伙伴关系，有时即使想表示夸奖，也只能说"阿姨您今天真漂亮，叔叔您今天真帅气"，不要说"哎呀，真听话啊"这种对孩子才使用的夸奖方式，因为老年人不是孩子，即使他们需要他人的照料，也不要忘记老年人其实也是成年人。受到这种不恰当的夸奖后，有的老年人会感到被当作傻瓜或无用、低能的人，这样反而会损害双方相互信赖的关系。

3. 学会说话

所谓学会说话，就是善于在对话中自然地引入对方感兴趣的东西，通过引入对方感兴趣的话题，会让彼此的沟通变得更加容易和轻松。

（1）询问老年人情况时，首先谈一谈自己。为了引出老年人的话题，首先试着谈一谈自己，"其实我……""我也不……"等，引出话题，然后尽量谈对方感兴趣的内容。

例如，护理人员问："我很怕热，您呢，怕热还是怕冷？"老年人："我也怕热。"护理人员："我听说冬天出生的人比较怕热，您的生日是？"这样引出话题，将沟通进行下去。

（2）与老年人沟通时，要预先对老年人的情况有所了解。对于要照顾的老年人，先要了解他的基本信息，这样在沟通时比较容易引出话题。

（3）询问老年人后要记住他们说的话。老年人在讲话时，护理人员一定要认真记住。如果护理人员根本没有在意老年人的讲话，老年人发觉后就会想："他根本没有好好听我说话，根本没有在意我。"所以，最好在工作日记上记好谈话要点，防止忘记。

（4）在沟通中灵活运用家乡话题。在养老机构中，入住的老年人来自不同的地方，如果可以灵活运用老年人家乡方便的话题（如老年人家乡的旅游名胜、特产、风土人情等），那么对这位老年人来讲，就容易引出更加亲近的话题或者回忆往事的话题，为沟通的进一步加深提供更广泛的话题。

（5）要注意老年人的心情。当老年人注意力不在谈话上或心情不好时，可能在谈话时不愿有太多回应，此时不要勉强老年人继续交谈。应该等到老年人心情舒缓后，对谈话感兴趣时，再慢慢交谈。

（6）引出老年人话题的技巧如下：

1）接受与认可老年人的话。

2）同理心。学会换位思考，学会站在老年人的角度和位置上去理解他的内心感受，并且把这种理解传达给老年人，也就是人们常说的"将心比心"。

3）重述。再重申一遍老年人说的话，一方面可以确认老年人的谈话内容；另一方面可以表达对于老年人谈话内容的理解和认可。

4）概括。把老年人说的话进行简单的概括"也即是……""也就是说……"等，通过这种简单、清楚的概括，向老年人表达"我已经了解了您想表达的核心内容"，这可以帮助双方将谈话内容进一步拓展。

5）引出话题。谈话中加入"比如……""然后……"等引出语，能够进一步引出老年人的话题。

4. 掌握语言的使用方法

（1）敬语与方言。接受护理的老年人一般要比护理员年长，尊敬老年人是最基本的礼仪常识，所以使用敬语是一个基本原则。但是，使用敬语虽然较为礼貌，但也有不易建立起亲密关系的弊端。因此，在谈话开端使用敬语，接下来护理人员要善于寻找和发现老年人喜欢或希望用什么样的交谈方式，然后学会用这种交谈方式。

（2）使用自然的交谈方式。老年人对于护理人员来讲，是日常生活中经常见面的伙伴。因此，这种场合下的谈话不需要过于谦卑或敬重。当然，过于拘谨也不合适，那样反而会使谈话气氛变得僵硬，甚至还有可能损害互相之间的信赖关系。所以，使用亲密伙伴之间那种轻松的交谈方式即可。

（3）不要对老年人使用对孩子才使用的语言。很多人都知道，人上了年纪就会出现"老返小"现象，脾气会变得像儿童一样，俗称"老小孩"。所以，有些护理人员就对老年人使用一些对孩子使用的交谈方式去交谈。这种做法的初衷并不过分，可能我们普遍认为老年人和孩子一样都是需要照顾、需要被保护的对象，而且患有认知障碍的老年人在认知和意识上和什么也不懂的小孩子差不多。但老年人毕竟是有着丰富人生阅历的成年人，对他们使用和孩子交谈才使用的那种语言，会伤害他们的自尊。

照顾老年人本身就是一个需要精力和耐心的事情，养老机构的护理人员只有具备了这些最基本的护理知识，以及足够的耐心和爱心才可以做好这件事情。

7.5.2　在不同护理场合中与入住老人的交流方式

1. 访问护理时的说话方式

例如，不遵照医嘱控制自己饮食。老人患有高血压，医生让其在饮食过程中控制盐的摄入量。但是老人特别喜欢吃味道重的食物，经常说："想吃的东西不让吃，还不如让我死了呢。"

对于医生的嘱托老人也从不在意。今天吃饭的时候，对于护理员为其做的减盐食物特别不满意，一边发着牢骚一边往饭菜里加了酱油。护理员担心老人的身体，说："您应该注意控制盐分的摄入量，这么吃下去身体会坏的，到时候受罪的是您自己。"老人听了非常生气，一个人回房间去了。

事例分析：

护理员说的话虽然很对，但并没有起到任何效果，反而惹得老人非常不高兴。护理员应站在老人的立场上，体谅老人"想吃却不能吃"的苦恼；最好提及一个对于老人来说特别重要的人，让老人觉得大家都是在关心自己的。

正确说法：

"是啊，想吃却不能吃，真的好辛苦啊。下次我想办法调出更好的味道来，既减盐又好吃。"

"您女儿会担心您的身体的。"

2. 居住环境整理时的说话方式

例如，屋内环境脏乱。老人腿脚不灵、行动不便，房间摆设经常杂乱无章。在这样的环境下居住会让老人有摔倒的危险。每当护理员询问其是否可以打扫房间时，老人总说："别随便动我的东西"。护理员说"地上放那么多没用的东西多危险啊，扔了吧？"老人生气地说"那些不是没用的东西。"

事例分析：

护理员认为老人所居住的环境会对其产生一定的危险。护理员的这种判断没有错误，但是为什么老人会生气呢？护理员在护理工作中要注意尽可能地同老人"同步调"，如果和老人说"我们一起打扫一下吧？"可能会让老人更容易接受。另外，护理员擅自将老人的物品归纳在"没用的东西"范围内，也极大地伤害了老人。护理员应该询问老人整理物品的方式、方法。

正确说法：

"我们一起打扫吧？"

"我对扫除也不是很擅长，您能指点我一下吗？"

3. 洗漱护理时的说话方式

例如，不顾及个人口腔卫生。老人平时一天只刷一次牙，口腔内不但出现异味，还出现虫牙。护理员担心老人的口腔卫生，晚饭后对老人说："去刷牙吧？"老人说："不去。"护理员说："再这么下去，虫牙会越来越多的。"老人说："烦死了。"

事例分析：

护理员关心老人口腔卫生的出发点是正确的。口腔内的不健康状态放任不管，会导致虫牙恶化，进而导致饮食出现问题。即便如此，护理员也不应该用威胁的口吻和老人说话。在和老人说话时，护理员不应该直接指出老人不好的地方，这样会伤害老人的自尊心。最好用积极的口吻强调好的方面，让老人没有抵触地接受自己的意见。

正确说法：

"睡觉前我们去刷刷牙，让口腔变得清新一些吧？"

"最近感冒蔓延的特别厉害，我们最好勤洗手、勤漱口来预防感冒。"

4. 移动护理时的说话方式

例如，自己不能站立却勉强站立。老人近年下肢力量急速下降，很难独自站立，但老人硬要自己去上卫生间，为此出现过跌倒事故。护理员对老人说："您不觉得危险吗？要是摔倒受伤怎么办？您就别勉强自己了。"老人听了非常生气，从那时起对护理员的话语充耳不闻。

事例分析：

以前轻而易举做到的事情，随着年龄增大做不到了，这无论是谁都很难接受。因此，护理员就不要"火上浇油"，对老人想站却又站不起来的这一行为加以指责了。

正确说法：

（护理员把握好老人的排泄规律，在适当的时候叫老人一起去卫生间）"我们一起去卫生间好吗？"

（在床边设立便携式马桶）"晚上楼道太黑了，您要是想去卫生间用这个好吗？有困难您可以随时找我。"

5. 饮食护理时的说话方式

例如，不想吃饭。老人平时不喜欢和他人交流，说话较少。护理员到家里为其做饭，但老人没怎么吃。护理员担心地说："您稍微吃一点吧，挺好吃的。"但老人只是说："没胃口，不想吃。"护理员说："您要是不好好吃饭，会没有力气的。"老人非常生气地说："吃不吃饭是我自己的事情，跟你没关系。"

事例分析：

护理员出于好心劝说老人多吃饭，但口气过于生硬，老人很难接受。护理员不要单纯只是劝说老人吃饭，还要把握老人的喜好，这才是解决问题的重点。

护理员可以向老人询问其喜好。在有多名护理员进行护理时，可向其他护理员询问老人的饮食喜好。

另外，不想吃饭的原因有很多种，食欲不佳只是其中一个，也有可能是口腔健康出现问题了。护理员要注意观察老人与往日的不同，随时注意老人的身体变化。

正确说法：

居家护理时，护理员在做饭前应该询问老人的喜好。

"您有什么想吃的东西吗？"

"上次您说××××好吃，我想学着做，您能告诉我方法吗？"

又如，由于左脑的认知机能退化导致无法将饭菜吃干净。老人患有左半侧空间无视，日常活动及行走没有太大障碍，但吃饭时遇到很大困难。由于左半边的意识完全消失，导致放在左边的食物经常被剩下。这时护理员会告诉老人"还有没吃干净的"。老人无法理解护理员的意思，非常苦恼。

事例分析：

老人对于自身身体不自由状态已经非常苦恼了，护理员不要再直接地去批判老人的行为。

老人虽然患有左半侧无视症，但本人有时会忘记自己身体状态，护理员即使告知"左边还有没吃干净的"，老人也无法正确理解护理员的意思。如何解决上述问题，这就需要护理员告诉老人每种饭菜的位置，摆在老人面前一共有几个菜等。

正确说法：

（护理员将左侧的饭菜挪到右侧）"您尝尝这个菜。"

"今天一共有×个菜。"

6. 洗浴护理时的说话方式

例如，不喜欢洗澡。老人不喜欢洗澡，在护理员的劝说下每周也只洗一次。由此老人身上产生了异味。护理员对老人说"您要是再不洗澡就会影响其他人了。"老人生气地说："你少对别人的事情指手画脚的。"

事例分析：

类似"如果不洗澡的话会好脏的"这种否定性的说话方式会大大地伤害对方的自尊心。护理员应该从洗澡的好处等来劝导老人。

正确说法：

"今天好热，稍微冲个凉好吗？"

"今天好累，我们泡个澡，缓解一下身体上的疲劳好吗？"

"明天要外出，我们今天洗个澡，明天清清爽爽地出门好吗？"

又如，拒绝入浴护理。老人很喜欢洗澡，但不愿意让别人帮助。每次护理员提出要帮助其洗澡时，老人总以"太难为情了"或"有外人在我会不自在的"等理由拒绝护理员的提议。然而老人的下肢力量慢慢减退，前两天出现了迈出浴缸时摔倒的情况。护理员认为摔倒后有造成骨折的危险，所以对其说："还是让我来帮您吧。"老人说："不用了，我自己能行。"护理员说："您要是摔倒了，会给我们找麻烦呢。"老人生气地说："我不是说了我自己能行了吗？"

事例分析:

全身赤裸地展示在他人面前,这种状态想必任何人都会非常讨厌。所以,老人拒绝护理员为其洗澡也属于完全正常的现象。如果护理员再用"你一个人太危险了""你不可能自己去做"等否定的话语来对老人说话,老人会产生叛逆心理,更加抗拒护理员的护理活动。

在护理过程中,要注意尽量使用积极性的言语。如"我比较担心您,只是在旁边看着",这样的说话方式会让老人感到护理员是为了自己身体考虑才在旁边看着的。

正确说法:

"我担心您摔倒,还是让我在旁边帮助您吧。"

"我不会随便插手的,只是在您迈出、迈进浴缸的时候,在旁边搭把手。"

7. 排泄护理时的说话方式

例如,讨厌穿戴尿不湿。老人因尿失禁而全天穿戴尿不湿,偶尔外出。出门前护理员再三告知不要随便脱下尿不湿。老人非常生气地说:"这跟你没关系。"

事例分析:

穿戴尿不湿,对任何人来讲都非常难为情,而且弄脏后的尿不湿会让皮肤非常不舒服。尿不湿的穿戴会给老人的身心造成不好的影响,使其生活的意愿降低。在护理过程中一定要把穿戴尿不湿作为最后的手段,尽可能不去使用。

在护理过程中,护理员应该在顾及老人自尊心的同时,询问其为什么脱下尿不湿,然后委婉地告诉老人为什么要穿戴尿不湿。至于今后是否还需穿戴尿不湿,需要同其护理负责人商量。

正确说法:

"我明白您的意思,穿着尿不湿一定特别不舒服,我和您的护理负责人商量一下对策,看看能不能减少穿尿不湿的时间,可以吗?"

"我会传达您的意见的,我们今天先把尿不湿穿上好吗?这样您就不用担心了。"

8. 康娱活动时的说话方式

例如,不积极参加活动。老人不太喜欢参加集体活动,护理员比较担心老人长期独处,就经常主动邀请老人一起参加活动,但每次老人都以各种理由拒绝。

事例分析:

不愿意参加集体活动的老人不仅是因为对活动内容没兴趣,还有可能是因为老人不喜欢和较多人一起相处。护理员为了消除老人的顾虑,最好一开始就能陪在老人身边,帮助其尽快融入游戏的环境中。另外,护理员可以根据老人的喜好,安排其喜欢的活动内容。

正确说法:

"很有意思的活动,我们只是去看看好吗?"

"稍微去看看吧，没准您会喜欢的？"

"中途可以退场的，您去看看吧？"

又如，发生争执。老人经常会与其他老人发生争执。今天参加康娱活动时，他又与其他老人发生冲突。护理员把老人拉走，询问其原因。老人非常生气地说："都是那个家伙不好。"至于为什么发生争执老人始终没有提及。

事例分析：

随着年龄的增长，人越来越难控制自己的脾气，因此，老人之间更容易发生纠纷。护理员的职责不是判定谁对谁错，而是能在发生争执时调节矛盾。这里最难的地方就是怎么解决才能让双方都满意。首先应该让双方各自冷静，然后再向冷静后的老人询问事情的经过。

在事例中，老人经常与其他老人争吵。护理员不要仅凭这一点，先入为主地判断老人的对与错。

正确说法：

"我想听听您的想法，我们去那边聊聊吧？"

9. 外出护理时的说话方式

老人外出前选择衣服及所带物品时总是犹豫不决，每次去医院都会迟到。护理员说："我们已经跟医院约好时间了，再不快点儿要迟到了。"老人说："我不知道穿什么好。"护理员不停地催促，最后导致老人非常生气地说"我不去了！"

事例分析：

老人和年轻人相比，做事情的速度明显慢了许多。事例中的老人也知道和医院约好时间了，但身体还是不能像预计的一样行动，在年轻人看来就是慢吞吞的。护理员要理解老人，不要说有嫌弃意思的话。老人对自己无法顺利收拾好东西已经够心烦意乱了，护理员就不要再"火上浇油"伤害老人的自尊心了。

正确说法：

"您准备好了吗？"

"如果需要我帮忙，您随时告诉我。"

10. 其他护理时的说话方式

（1）老人心情不好时。首先护理员不要带着情绪说话，让自己冷静下来。然后耐心询问老人心情不好的原因。如果老人处于激动状态，护理员可以让老人独处一段时间，待其心情平稳后再来交流。

正确说法：

"您有什么想说的就跟我说吧。"

"如果有不满意的地方，请告诉我。"

错误说法：

"就那点儿事也值得您生气。"

"您真该好好改改您这脾气了。"

（2）发生误会时。不要正面否定老人的解释，要耐心听完老人的理由后再评价。

正确说法：

"如果我让您产生误解了，我向您道歉。"

错误说法：

"这都是×××的错。"

（3）说话没反应。有不少老人处于"心有余而力不足"的状态，对这样的老人，交流时要注意看着老人的眼睛，温柔地去说话。

7.5.3　面对"难缠"老人的应对措施

1. 挑拨家属与养老院关系的老人

两个月前，乔阿姨被女儿送进养老院，她和护理员王姐、同室老人相处还不错。可每当女儿来看望，乔阿姨不是和女儿哭诉王姐烦她小便多、不给她喝水、不给她吃零食，就是哭诉被其他老人欺负，院里不管等。

面对乔阿姨女儿激动的质问，院方和护理员王姐常常要找很多证人以示清白。

2. 要求完美，喜欢"找茬"的老人

护理员刘姐服务的 96 岁的王阿姨是一位特别喜欢"找茬"的老人。新年时，刘姐准备将王阿姨的衣物拿到洗衣房机洗，她说什么也不同意，坚持让刘姐手洗。随后，王阿姨发现刘姐带着橡胶手套清洗，大发雷霆，要求刘姐在她面前重新清洗。还有一次，刘姐因故需要提前两小时下班，由下一班护理员提前接替，这也让王阿姨不满，竟然说："走吧，走吧，出门让车撞死，不得好死。"不知这是糊涂话还是明白话，因为这事儿，刘姐委屈得直抹眼泪。

3. 脾气倔强、性格固执的老人

何阿姨患有糖尿病。有一天，她想念儿子，要求护理员给儿子打电话。可当时正值打饭时间，护理员说："我先给老人们开晚饭，回来立即打。"这让何阿姨极为不悦，拒绝用餐，5 点钟就躺到床上休息，再为她打电话已经晚了。但就在晚餐前，护士为何阿姨注射了胰岛素，如不及时用餐，何阿姨很可能因低血糖导致休克。意识到这点，服务人员一个挨一个进房间赔礼道歉，但何阿姨始终不予理睬。

针对以上案例，提出以下解决方案：

（1）提高认识，掌握多种服务技巧。对于养老院或居家养老组织而言，除非老人触犯以下原则：危害养老院消防等公共安全；长期私占公共资源，对他人生活造成严重影响；私下行贿受贿，对养老院廉政建设造成恶劣影响；发生人身伤害或触犯相关法律法规……

否则，老人身上所发生的一切，都是应该被理解和被包容的。护理员从正式为老年人提供服务的第一天起，就应该意识到这一点。

而面对"难缠"的老人，其实有很多方式和方法：

1）打好关系基础。平时和老人建立亲密关系，老人会给熟悉或喜欢的人"面子"，事情就较容易解决。

2）寻找"权威数据"。要扭转老人某些偏激或存有偏见的观点，就必须找到比老人观点更具权威的信息来源，如社会主义核心价值观，被社会所熟知的个案，专家的意见等，让这些数据成为沟通过程中的重要论据。

3）增加业余活动。在护理员做好服务的同时，应多鼓励老人参加各种活动，老人的业余时间过得很充实，自然就无暇"搬弄是非"。

（2）通过多渠道合作，重新赢得老人认可。个别老人对护理员反感甚至有意刁难等情况，是养老院经常遇到的问题，这常常是多种原因相互作用的结果。可以从以下几个方面着手，学会解决之道，重新赢得老人的信任：

1）反思自身行为。如果老人突然变得"难缠"，护理员应先反思自己的行为，老人平时很配合，唯独这次有意刁难，是不是因为自己工作没做到位，还是工作方法不对、工作态度不好，才引起老人的反感？

2）让第三方出面。当老人百般"刁难"时，可以请护理组长或老人愿意亲近的护理员，做老人的思想工作，从侧面了解老人抵触或刁难的原因。此时，护理员要站在老人的角度考虑老人为何这么做，才能对症下药。

3）取得家属的信任与支持。如前文案例1中提到的乔阿姨，可以请其子女暗中观察、抽查来访、查看监控录像等，从而了解真实情况。刚入住的老人常会出现类似乔阿姨的情况，究其缘由，大都是老人害怕被子女遗弃，想得到子女的加倍重视，对养老院未来的生活充满不安。养老院应让家属和老人多沟通，通过多方努力帮助老人消除恐惧。

（3）让理解成为彼此沟通的桥梁。生活在养老院的老人，有着与普通人一样的情感，甚至更加细腻而脆弱。有时，他们想得到更多的"关注"，有时是因为心灵上的"孤独"。护理员要深入老人的世界，这样才能真切感受他们的内心，才能理解他们的"挑剔""刻薄"甚至"难缠"，是那么的"脆弱"与"无奈"。

老人原本就年老多病，除绝食等做法外，他们还有什么更好的方法表示"抗议"，让大家足够重视呢？这些年轻人很难体会到的。同时，养老院的管理者应理解护理员的心酸。护理员常常是委屈的承受者，遭到恶意的言语攻击、侮辱等虽然是个别情况，但对护理员的伤害是不容忽视的。

在确认护理员本质上并无过错或无大错的基础上，应与护理员紧紧站在一起，对个别老人恶意言行给护理员造成的精神伤害表示感同身受。让护理员了解，虽然要因为老人的怒火不断认错，但对管理者而言，她/他仍是一名优秀的护理员。

（4）让"正确"与"错误"失去原本的意义。在很多"难缠"的老人心中，自己的所作所为一定是正确的。

一般来说，护理员要想帮助老人疏导情绪，只有先把错误往自己身上揽，甚至要学着"理解、支持"老人的观点。毕竟，先稳住老人情绪，才有继续交流沟通的可能。而在危急情况下，日常思维中的"正确"与"错误"根本没有意义，保护老人才是最重要的。在赔了无数个不是后，虽然老人还是会表现出不悦，但其内心有一种获得心理强势的满足感。

如何让老人从"死胡同"里走出来，比较可行的方法是给老人提供多种选择。如前文案例 3 中的那位拒绝吃饭的何阿姨，让她吃"情绪爆发诱因"的晚餐已经是不可能的。解决方法如下：

首先要让护理员把饭拿出去，把"情绪干扰源"清理出场；然后由第三方帮助老人给儿子打电话，经过与儿子通话，老人气愤的情绪会稍加缓和；再问老人要不要换点别的食物，并帮助她重新准备好。随着时间的推移，老人的坚持也将会逐渐"软化"。

拓展阅读

养老机构的沟通细节很重要

某老年公寓在今年发生了一例因沟通不到位或错位导致老人及家属的不满意，而且老人纠缠不休，连续多次故意在公寓晨会交班时，大放厥词的批评与评论，甚至恶语相加，造成极为恶劣的负面影响。

据了解，事情经过是这样的：一位姓李的老人及其妻子入住公寓某一护理区域后，由于感到多有不便，向公寓方提出调整护理区域。入住时由于有熟人介绍和关照的原因，公寓方及时做出了调整方案，经老人自己现场查看其将要入住的护理区域环境和房间床位布局，并满足了老人提出的整改意见，取得其认可后，次日即主动搬迁入住。入住后，老人在每天的查房与巡视中也未提出疑问和其他要求。但在次月的费用结算时，公寓按照调整后的标准收费，老人不同意，提出费用必须按原标准执行，并说："搬家时我问过费用是不是一样的，你们说一样的。"为此出现了开头的一幕。实际差异为床位费误差 200 元/人·月，空调费误差 40 元/人·月，合计 2 人共误差 480 元/月。通过介绍人和委托人认可，老人子女同意并按调整后标准交清所有费用。老人知道后依然不依不饶，坚决不同意缴纳费用，并与委托人和子女反目。

拓展阅读

迫于人情，老人子女虽有不满的表露，又不便立即表示，唯恐影响和再刺激到老人，但其内心充满着极大的不悦。万般无奈下，子女将误差的钱款另交公寓方，由老年公寓退还给老人后才告一段落，事态平息。

仔细分析其事情的缘由，探究其工作的过程与细节，笔者看法是：姑且不论老人的做法有无不妥，但公寓方确实存在着做事草率、简单，沟通不及时、不到位，工作安排有疏忽、有缺陷等问题。从整个程序上可以发现存在如下欠缺或问题：其一，在调整护理区域及床位时，未清楚告知或答复老人调整后的各项变动情况，特别是费用的增减问题。其二，想当然地认为，老人知道费用是随着护理区域和床位的变动而变化的。对老人当时提出的疑问，采取随口一答，事后也未认真对待和过问。其三，老人在公寓内的居住区域发生变化未及时通知委托人或子女，做好沟通工作，并记录在案。其四，老人变更护理区域后，各护理区的主管负责人和护理组长没有参与其中，或者说，未办理任何交接手续或情况介绍与说明，物品和老人日常生活用品等也未登记入册。其五，未按规定办理《入住协议书》的变更确认等。

本章小结

本章主要学习养老机构的概念、类型，老人入住养老机构的意义、原因，入住老人的特点及常见的心理需求，与入住老人的沟通技巧等。通过学习，掌握养老机构的概念、养老机构老年人的特点及常见的心理需求，了解养老机构的类型及老人入住的原因，具备与不同状态的老人进行有效沟通的能力。

情境回放

作为养老机构的一名护理人员，与院内老年人沟通要做到主动积极。老年人多有倾诉的需要，但是在院舍环境中，老人大多数都是和其他老人生活在一起，当面对工作人员时，老人也会担心护理人员不喜欢听自己的事情，也会敏感、自卑。这个时候就需要工作人员积极主动，例如，在院内看到老人就向老人问好，可以称呼老人"爷爷""奶奶""阿姨"等，还可以职业称呼老人，如"医生""老师"等。随时对老人嘘寒问暖，老人会感到自己受到了关注和关心，会不自觉地想与工作人员多聊天，这也是工作人员了解老人的好机会。当然与老人沟通还需要真诚、友善，要礼貌对待老年人的习惯，了解老年人的身体状况，以老年人喜欢的沟通方式进行沟通，让其感到舒适、真诚、被关注。在沟通时，应认真并耐心地听老人诉说。有时候老人可能对一件事重复说好几遍，这个时候工作人员应该保持耐心，不可以东张西望，表现出心不在焉或者不耐烦。

"课岗证赛"融通实训

实训名称	与入住养老机构老人沟通	实训学时	2
实训方法	角色扮演、情境模拟		
实训条件	普通教室		
实训目标	能理解不同人的心理状态，进而掌握与不同性格老年人沟通的策略		
实训情境	老人入住 3 年了，入住时老人能生活自理，费用为 1 800 元/月；现在经过专业评估，老人生活自理能力下降，需要部分协助，但是这需要增加部分费用。这个时候，老人和家属都不愿意增加费用，还认为养老院收费太高，他们承担不起，但是他们又不愿意出院。请模拟这一沟通过程，尝试用相关知识与老人和老人家属沟通，让他们接受收费的合理性		
实训指导	1. 6 人一组，小组里一人扮演养老机构的工作人员，一人扮演老人，四人扮演老人家属。 2. 同学们轮流扮演养老院工作人员、老人和老人家属		

实训形式	团队任务	团队成员	得分
阶段任务内容（50 分）	阶段任务要求、完成情况		
收到任务，分析任务（5 分）	收到任务后，组成小组，并分析任务内容		
形成小组，明确分工（5 分）	根据任务情境，分担模拟角色，分工明确		
对话模拟（20 分）	1. 对老人目前的身体状况和需求进行调查或评估清楚，并了解服务协议内容； 2. 能认真听取老人及其家属的想法； 3. 向老人及其家属解释护理等级的费用、内容，并且给老人和家属时间消化、思考和提问		
心得体会（5 分）	能够较好地对活动进行总结，并认识到专业沟通能力的重要性，要对养老机构与老人签订的服务协议内容非常清楚明白		
考核评价	自我评价（5 分）	1. 能认真参与活动，积极准备对话内容； 2. 能够正确认识专业及未来的工作岗位及未来服务对象； 3. 能够学会合作与分享； 4. 能够把握人物特点，分角色高质量完成沟通任务	
	同学评价（5 分）		
	教师评价（5 分）		
总得分：			

课后练习题

1. 简答题

（1）养老机构的类型有哪些？

（2）老人入住养老机构的意义有哪些？

（3）老人选择入住养老机构的原因有哪些？

（4）如何了解你所照顾的老人？

2. 案例分析题

某养老院内老人突然发高烧，院内医护人员对老人进行了救治，但是因天气变化反复，老人高烧一直不退，最近出现了肺部感染的迹象。院内工作人员及时与老人家属联系，沟通老人转院事宜。

任务：请根据情境中描述的信息进行角色扮演，要求组内学生自主选择角色，一人扮演老人，一人扮演老人家属，一人扮演工作人员，其他同学观察他们在扮演过程中沟通技巧的使用，在扮演结束后进行点评。

第8章 临终关怀中的服务沟通技巧

学习目标

【知识目标】

1. 理解临终老年人的心理需求；

2. 掌握与临终老年人及其家属沟通的策略和技巧。

【能力目标】

1. 能正确面对死亡；

2. 能与临终老人及其家属良好沟通；

3. 协助临终老年人安稳度过人生最后阶段。

【素质目标】

1. 正确认识死亡；

2. 具有生命关怀的理念；

3. 尊重老年人，尊重生命。

【情境导入】

　　崔奶奶总感觉胸闷、咳嗽得厉害，儿女带着母亲辗转三大城市的三个权威医院，都诊断为肺癌晚期。面对母亲疑问的目光，儿女选择了沉默和隐瞒，并要求医护人员一起帮助他们保密。母亲没有再追问，在最后的五个月中忍受着化疗带来的肉体折磨，她始终没有抱怨，也没有追问儿女自己的病情。最后的一周，崔奶奶趁晨间查房、家属回避的时间问护士要了纸笔，艰难地在纸上写道："孩子们，我知道自己的病，妈妈走了以后，你们不要难过，要好好地。"五天后，崔奶奶永远离开了……在整理她的遗物时，她的儿女发现了这张纸，他们悲痛欲绝，无法想象这五个月里母亲内心经历过怎样的孤独和恐惧。

　　如果他们选择正视母亲的病情，听从医生和护理人员的建议，与母亲一起分享内心的感受，满足母亲心底的愿望。那么，母亲最后的人生旅途或许会过得更轻松、更快乐一些。五个月的逃避与隐瞒，造成了崔奶奶和儿女无法挽回的遗憾。

任务：请根据上述情境中崔奶奶一家人的情况，作为老年人的护理员，分析临终老人和家属的心理；如果可以回到五个月以前，如何运用与临终老人及其家属沟通的策略和技巧，疏通家属的思想工作，和家属一起帮助崔奶奶了却心愿，并且有尊严地离去。

8.1 临终关怀概述

8.1.1 临终关怀的概念

临终关怀一词译自英文"Hospice"，原意是"客栈""救济院""安息所""驿站"等，是指在欧洲中世纪时，向贫困的老人、孤儿、旅行者及流浪汉提供住所和食物等并将其安葬。

世界卫生组织（WHO）指出，临终关怀是指对无治疗希望患者进行积极与整体性的治疗及照护，不以治愈和延长患者生命为目的，而是以减轻身心痛苦为宗旨，向临终患者及其家属提供的生理、心理、精神和社会等方面的一种全面支持及照护，从而提高临终患者及其家属的生活质量。

8.1.2 临终关怀的对象

目前，国际上对于临终期的确定并无十分明确的标准，世界卫生组织对临终患者的预期存活时间为 6 个月之内。我国关于临终期的界定主要依据以下四个参考条件：

（1）自然衰老的临终阶段，生命 4 个主要脏器衰竭，生活完全不能自理者，临终阶段的时限为 300 天左右。

（2）非恶性疾病的慢性病终末期，其临终阶段的时限为 180 天内。

（3）晚期恶性肿瘤伴远处转移到骨、脑等部位，临终阶段一般为 90 天内。

（4）意外伤害濒临死亡者，临终阶段通常为数天或数小时之内。

8.1.3 临终关怀的起源及历史沿革

临终关怀是近代医学领域中一门新兴的边缘性交叉学科，是社会需求和人类文明发展的标志。回溯临终关怀的发展史，起源于英国桑德斯博士 1967 年在伦敦创建的第一所临终关怀机构——圣克里斯多弗临终关怀院。它的建立标志着现代临终关怀的开始，使无法治愈的患者能够实现有尊严地走向死亡。

　　临终关怀服务首先在英国得到了快速发展。1976 年，在圣托马斯医院建立了第一个多学科的临终关怀照护支持团队；1987 年，英国正式将"临终关怀学"作为一个独立的医学专业。2004 年，英国首先提出每年十月份的第一个星期六为世界临终关怀日，到 2016 年，英国临终关怀院达到 220 家，服务英国 6 400 万人口。

　　继英国之后，美国、法国、加拿大、澳大利亚、新西兰、芬兰、德国、日本、韩国、新加坡等 60 多个国家和地区相继开展了临终关怀服务。临终关怀在西方主要国家获得了较大发展，呈现出政府重视、民众参与程度高、服务机构规模大和服务模式多样化等特点。

　　临终关怀服务的实践和理论研究，20 世纪 70 年代传入日本和美国，20 世纪 80 年代相继传入我国。临终关怀服务在我国香港开展较早，始于 1982 年的香港天主教医院，他们主要为癌症晚期患者提供善终服务活动。1983 年，台湾天主教康泰医疗基金会成立，对癌症末期患者进行居家照顾及服务；1988 年，天津医学院（现天津医科大学）临终关怀研究中心成立，该中心还建立了我国第一家临终关怀病房。随后，上海、北京、安徽、西安、宁夏、成都、浙江和广州等城市也相继建立了临终关怀医院、病区或护理院，为垂危患者提供临终关怀服务。

　　中国临终关怀事业的发展，大体经历了理论引进与研究起步阶段、宣传普及与专业培训阶段、学术研究与临床实践全面发展 3 个阶段。

8.1.4　我国临终关怀现状

　　目前，我国已在上百家临终关怀服务机构、医学院校和卫生职业学院的临床医学专业、护理专业、公共卫生专业、全科医师专业、在职医生与护士的继续教育系列中相继开设了临终关怀课程。

　　在全国 30 个省、市、自治区中，除西藏外，各地都纷纷因地制宜地创办了临终关怀服务机构，还在肿瘤医院、老年医院、老年护理院、肺科医院和民族医院等开设了不少临终关怀病房。其中，北京和上海的临终关怀发展较快，体系建设比较完善，如北京的信望爱文化中心、北京朝阳医院临终关怀病区、北京松堂医院、北京老年医院、上海复旦大学附属肿瘤医院姑息（舒缓）治疗科、上海浦东新区老年医院、闸北区红十字老年护理院、杨浦日月星护理院、上海各街道社区卫生服务中心中的安宁病房等；全国其他地区，如中国医科大学附属中心医院临终关怀病房、天津医科大学肿瘤医院关怀科、四川大学华西第四医院姑息关怀科及昆明市第三人民医院关怀科等，都具有一定的服务特色，其成功经验值得借鉴。

8.1.5　临终关怀的目的和意义

　　临终关怀是人类追求高生命质量的客观要求。临终关怀的目的是舒缓临终病人身心的极度痛苦，维护病人的生命尊严，帮助他们安宁地度过生命的最后阶段，而并不是一味乞求延长他们痛苦状态下的生命。临终关怀坚持一切从临终患者的利益出发，注重个体差异，根据临终患者的文化背景、生活环境、社会地位、性格特征、知识程度等不同，制订与其相适应的个体化、人性化的临终关怀措施。满足临终患者和家属的愿望与需求，尊重临终患者应有的权利、利益和尊严，保护个人隐私和保留自己的生活方式，让生命带着尊严谢幕。

人生需要善始善终，有优生也要有优逝。开展临终关怀服务是文明的象征，是社会进步的表现，也是社会学和伦理学必不可少的组成部分。发展临终关怀事业是一项庞大的系统工程，需要国家和政府专项经费的投入，需要全社会的广泛参与，提高临终关怀服务质量，不断地将临终关怀事业引向深入，促进社会主义精神文明建设，确保临终关怀服务健康、有序、持久地发展。

8.2　死亡与死亡教育

人生的旅程大约历经 25 000 个日夜，其间经过婴幼儿阶段、青少年阶段、中壮年阶段、老年阶段，最后到达人生旅程的最后阶段，即濒临死亡的临终阶段。千百年来，受传统文化的影响，中国人总是趋生避死。但是，无论人生长短，死亡总是必经之路。因此，正确认识死亡，进行死亡教育，让生者释然，让逝者安息，这是人类不可避免的一个话题。

8.2.1　正确认识死亡

死亡是每个人必须面对的人生课题。老年人随着身体功能的衰退和丧失，心理与精神状态方面及身体健康方面的变迁，通常比年轻人更害怕死亡、更回避死亡。如何让人们开放地、坦诚地讨论有关死亡的话题，正确面对死亡，树立优生善终的意识，是我们目前需要解决的问题。只有树立了正确的死亡观，具备了理性对待死亡的态度，才能在死亡来临时做好足够的心理准备，更加珍惜生命价值。

8.2.2　中国传统文化的死亡观

死亡问题是中国传统伦理思想的重要内容。中国传统文化中的死亡观念具有朴素的唯物思想。中国的传统文化主要以儒家、道家、佛家的思想为主。其中，尤以儒家文化的影响最大，儒家文化是一种乐生文化，而不是乐死文化。在儒家看来，人生最重要的是专注于现实的感性生活，"乐天知命"，不必为死后的归宿操心费神，而应该是不奇、不惧、不求的态度。

与儒家相比，道家主张亲近自然，顺其自然，主张以平常心来对待生死。道家代表人物老子认为"天生万物、万物并作，但最后仍是回归到根源"，即"叶落归根"。道家另一代表人物庄子对生死的态度更为豁达，在他看来，生与死如同春夏秋冬的自然变化一样，生命本来只是气的聚散。生命来自自然，死后又复归于自然，人们既不必为生而"喜"，也不可为死而"悲"；既要平静地"活"，也要坦然地"死"。因此，道家的生死观就像"庄子妻死，鼓盆而歌"一样，是一种新的、乐观的死亡哲学。

佛家文化把"生、死"看作是无限反复轮回阶段中的一个过程，认为死亡并不是人生的终点，只是循环的一个阶段。在循环轮回过程中，根据个人生前所造的"业"，来生也会有地狱、饿鬼、畜生、阿修罗、人、天六种不同的情况，即"六道轮回"，也就是人们所说的"善有善报，恶有恶报"。佛家并不强调生与死孰轻孰重，但无论是为了来世的幸福而强调今世的善业，还是为了到达极乐世界，得道理盘所行的苦修，都是为了现实生活的宁静与幸福，明显表现了珍爱生活、爱惜生命的倾向。佛家的生死轮回理念在一定程度上消减了死亡本身给临终者带来的恐惧感和孤寂感，具有极强的临终心理抚慰作用。

纵观儒家、道家、佛家的死亡观，其相同之处都在于肯定了人生的价值和意义。尊重生命、善待死亡、恬淡物欲、崇尚自然、努力实现人生价值等思想，构成了中国传统文化的伦理内涵。

8.2.3 死亡教育

生老病死是生命的必然过程，死亡是人生的最终归宿。死亡教育可以帮助人们深入思考死亡的价值和意义，培养应对死亡事件发生的能力，消除因恐惧死亡而带来的悲观和焦虑，帮助患者及家属平静地接受死亡，提高患者临终生活质量，为临终关怀工作顺利开展奠定基础。

1. 死亡教育的概念

《医学伦理学辞典》中对死亡教育（Death Education）的解释是：所谓死亡教育，是就如何认识和对待死亡而对人进行的教育。其主旨在于使人正确地认识和对待人人都不可回避的生死问题。实际上，死亡教育就是以死亡学理论为指导，从医学、哲学、心理学、法学、社会学、伦理学等不同方面增进人们对死亡的认识，帮助人们在面对死亡（他人的和自己的）时寻求良好的心理支持，使其具有健康而积极的生命观。

2. 死亡教育的作用

（1）树立正确的死亡观。通常人们在日常生活中忌讳谈论死亡，良好的死亡教育可以引导人们对生死进行思考，以健康、正常的观点来谈论生死，理解死亡是不可抗拒的自然规律，从而树立科学、合理、健康的死亡观；减轻思想负担，缓解人们对死亡的恐惧、焦虑等心理，教育人们坦然面对死亡。

（2）正确迎接死亡。死亡教育针对患者的心理特点，致力于提高患者对生命质量和生命价值的认识，理解生与死是人类自然生命里的必然组成部分，是不可抵抗的自然规律。能直言不讳地谈论有关死亡的话题，尽量使人生最后阶段过得有意义。

（3）预防自杀。一些临终患者不堪忍受病痛折磨，不能很好地调节心理状态，可能会采取极端的手段结束生命。死亡教育可使人们树立科学、文明的死亡观念，预防不合理的自杀行为。珍惜生命，从而避免自杀行为所致的不良后果和影响。

（4）稳定临终患者的家属情绪。临终患者的家属一般很难接受亲人即将离世的事实，有些人会悲痛欲绝，精神痛苦更为强烈，且持续时间很长。良好的死亡教育给予家属以慰藉、关怀，疏导悲痛，帮助临终患者家属正视和接受亲人的离世，顺利度过悲伤期，尽早恢复正常生活。

（5）提高临终关怀工作者的整体素质。临终关怀工作者在向临终患者和家属实施死亡教育的同时，本身也在接受死亡教育，客观上提高了自身对死亡的科学认识和对临终者及家属身心整体照护的能力。针对死亡不同阶段的心理特点，帮助临终者有尊严地、安宁地死去，有利于临终关怀工作者与临终患者及家属形成一个在死亡和濒死态度上互相促进的良性循环过程。

8.3 临终老人的心理特点及表现

8.3.1 临终老人的心理特点

面临死亡，大部分临终老人都会出现不同程度的心理问题，如痛苦，对生命、对世界的不舍、不甘心，对以往生活的遗憾、悔恨，对家人不放心，对死亡情境及死亡世界未知的恐惧等。护理人员必须给予高度的重视和充分的理解，以同理心关爱临终老人，以专业心理技术疏导和慰藉患者，使其获得舒适和安宁。

1. 常见的心理问题

（1）恐惧。面对死亡的到来，很多临终老人心理上都会出现恐惧，对医护人员和家属的语言、神态和举止十分敏感，常会胡思乱想，精神高度紧张，表现为心慌、气短、眩晕、失眠、噩梦连连等。

（2）焦虑。当老人目睹住院的病友逝世更会因为感受到死亡的迫近而加重焦虑。他们不仅为即将遭受的病痛折磨而焦虑，也会为医疗费用给家庭造成巨大的负担担忧，还会为身后的财产分割而思虑，更会为配偶及子女未来的生活而牵挂。晚期患者常常处于失望和期待的矛盾之中，既想清楚地了解自己真实的病情，又担心疾病被证实后自己无法接受现实；既期待或幻想会出现奇迹，又会不断地推翻和否定，内心充满了矛盾和焦虑。

（3）情绪无常。随着病情的恶化，老人不堪忍受疾病的折磨，或者预感到自己病情严重，时日不多，情绪逐渐失控，表现为情绪焦躁，对身边的人挑剔、抱怨、无故发脾气，甚至恶语相向等愤怒症状；或表现情绪低落、悲伤不已、悲观绝望、少语、情感淡漠等抑郁症状。

（4）孤独。老人长时间住院，远离亲人和正常的生活，其内心会感到孤独，渴望亲人朋友的陪伴，渴望回到自己熟悉的生活环境，但又担心因此给家属带来负担，他们经常会产生强烈的孤独感，尤其是那些丧偶的空巢老人，在突然发生不能行动、生活不能自理的情况后，会更加感觉到孤独无助。

2. 临终状态的阶段

根据临终老人的心理特点，心理学家库伯勒·罗斯博士在她 1969 年出版的《论死亡与临终》（*On Death and Dying*）一书中将临终的状态大致分为以下五个阶段：

（1）否认阶段。当老人得知自己患了绝症或自觉病情已恶化，即将走到生命终点时，常常没有思想准备，听不进对病情的任何解释，拒绝接受事实。拒不接受有关死亡就要发生的信息，企图逃避现实。这种反应是由于老人尚未适应自己病情的严重性，暂时无法面对现实而产生的。通常对疾病和死亡的否定，只是一种暂时的心理防御反应，否认阶段一般持续时间不长，但也有极少数老人会持续否认直至死亡。老人会焦虑急躁、心神不定，必要时，需要心理医生的介入来帮助老人面对现实。

（2）愤怒阶段。当临终老人知道自己的病情和预后是不可否认的事实时，会表现生气、怨恨、烦躁和愤怒的情绪，常迁怒家属及医护人员，对亲人或医护人员挑剔抱怨，常以谩骂或有破坏性行为，发泄他们的苦闷。

（3）协议阶段。当老人意识到怨恨和发泄对自己的疾病并无益处时，其心理就会转换为妥协和讨价还价，进入协议期。这是临终老人经历的一个特殊时期，是从否认到接受、从愤怒到平静的过渡时期。这一阶段，老人大多会终止发怒，转而变得和善、宽容，能积极配合治疗，表现出前所未有的求生欲望，也努力配合治疗。实际上这是一种延缓死亡的企图，是人的生命本能和生存欲望的体现。这一阶段又称为讨价还价阶段，一般很短，也不如前两个阶段明显。

（4）抑郁阶段。老人积极配合治疗，但疗效仍不令人满意，这一阶段，病情恶化，躯体日渐衰弱，当老人感到死亡在无情地向他逼近，往往会产生很强烈的失落感，认为自己的生命将被抛弃，生的欲望不再强烈，变得情绪低落、消沉、沮丧，万念俱灰，便进入重度抑郁，表现为不配合医疗与护理、不吃不喝、沉默寡言，对一切事物漠不关心，压抑、淡漠等，甚至产生轻生的念头。

（5）接纳阶段。经过上述四个阶段以后，恐惧、焦虑和最大的痛苦已经过去，老人愤怒、讨价还价、沉闷不语等均不能发挥作用，疾病仍在恶化，身体状态每况愈下，他们失去了一切希望与挣扎的力量，准备接纳一切，也不再抱怨命运，对自己即将面临死亡有所准备，从消极的心态上转向接受阶段，少数老人对死亡做好了准备，能理智地正视死亡，表现出平静、自然的状态，不愿增加亲人和社会的负担，不再恐惧和悲伤。在这个阶段中，如果老人能得到很好的照顾，他们会逐渐接受现实，情绪逐渐恢复正常，能以平和的心态去承受死亡这个事实，等待与亲人最终的分别。此阶段常常处于疲倦、虚弱、嗜睡或昏迷状态，沉静地等待死亡的来临。

库布勒·罗斯博士对临终者心理发展的理论是共性的、全面的。但是由于老人的文化背景、社会地位、经济情况、人生观、价值观、疾病种类、病情长短及性格等不同，并不是所有晚期患者都要经历以上五个阶段，部分老人只存在某一种或几种心理反应，或者经历了这五个阶段但是顺序有所不同。五个心理发展阶段的过渡转变所需的时间也有差异，有些则可能只需几天，有些可能需要数月，因此，正确认识临终老人各阶段的心理反应并灵活地加以应对，对于照护者而言尤为重要，应根据老人心理变化的节奏予以适时的护理。

8.3.2　临终老人的态度及表现

老年人对待死亡和濒临死亡的态度主要有以下几种表现：

（1）理智型。能客观对待死亡的来临，将死亡当作一种自然归宿，既然不可避免，便没有必要过于考虑，能安排好家庭、工作及身后之事。他们能从容地面对死亡，意识到个人对家庭的意义和影响，尽量避免自己的死亡给家人和亲友带来太多的痛苦。

（2）积极型。有更强烈的生存意识，能忍受病痛的折磨和诊治带来的痛苦，以顽强的意志力与病魔做斗争，想尽各种办法延长生命。这类老年人大多数为低龄老人。

（3）恐惧型。由于死亡的神秘性和不可验证性，临终老人会有对未知的死亡存在恐惧。有些老年人极端害怕死亡，不惜一切代价寻找起死回生的治疗方法，因为他们不想失去现在的美好生活。这类老年人一般都有较高的社会地位和经济条件，以及良好的家庭关系。

（4）接受型。这类老年人大致可分为两种：一种是把死亡看得很正常，多数有宗教信仰，认为死亡是到另一个世界获得新生；另一种是无奈地接受死亡现实。

（5）逃避型。当临终老人面临死亡的威胁时不知如何面对，尚未准备好与自己的一生告别，对于人生还留有遗憾。此时患者不愿接受死亡，多采取否定和回避的态度。

（6）解脱型。老年人往往由于生理问题、心理精神问题和社会适应问题所造成的痛苦而不再留恋生活，对生活已经没有任何兴趣。这类老年人大多性格抑郁，沟通能力较差。

8.3.3　临终老人心理关怀的内容

临终老人在生命的最后阶段，当其日益衰竭、意识到自己将不久于人世，会牵挂割舍不下的亲人，希望平日朝夕相处的亲人陪在床前，会有被尊敬、被重视的需要。此时，护理人员和家属要给予关心与爱护，帮助临终老人解决负面的心理问题与情绪反应，通过真诚的关心、耐心的解释及专业的心理疏导技术，以积极、乐观的态度去影响和感染临终老人，帮助其度过心理难关。根据临终老人的心理特征，照护者应根据临终老人不同的心理反应、心理阶段、性格特点、家庭背景和文化水平，给予不同的心理支持及心理疏导。

（1）对于处于心理否认阶段的临终老人：及时观察和发现临终患者的心理变化，有效控制心理问题的发生和发展，帮助其解脱痛苦，消除烦闷、焦虑、厌世等不良心理。由于否认心理状态就必然隐含着内心的希望，因此，对于是否将真情告知，必须结合老人对死亡的态度、性格、人生观来综合考虑。既要顺应其特殊的心理防御方式，又要避免其过久地停滞于否认阶段而延误必要的治疗。要用发自内心的关怀去安慰他们，耐心倾听他们内心的痛苦，鼓励他们说出自己的恐惧与不安，然后根据患者的承受能力，给予适当的解释和诱导，使其得到心灵的解脱。如果老人否认态度是坚定的，护理人员可顺应临终老人的这种心理防御，以巩固患者延长生命的精神信念。

（2）对于处于愤怒阶段的临终老人：其心理反应突出的是不平衡，抱怨世道不公平，总是被"为什么我得了不治之症"的固定思维所缠绕，从而导致患者将不良情绪发泄给家人或医务人员。这些都是源自临终老人的恐惧和悲伤——对即将失去的恐惧、对预期分离的恐惧、对未知世界的恐惧。护理人员要认识到这种宣泄对患者是有一定益处的，它是使患者情绪转换的一种方式和过程，不仅要给予充分的理解、体谅和容忍，还应劝老人说出自己的不快，如老人发泄的语言是抱怨性的，护理人员可以默默倾听，以削弱老人愤怒的心理强度。一般若无原则性问题应尽量谦让老人，要有耐心、态度和蔼、语言亲切。在老人愤怒阶段，护理人员和家人应尽可能多地陪伴老人，做一个忠实的倾听者和体谅者，只有让其充分地发泄了愤怒，临终者才能顺利地过渡到下一个心理反应阶段。

（3）对于处于协议阶段的临终老人：应与其坦诚沟通，这一阶段对老人是有益处的，治疗和护理上会得到老人的合作，护理人员应及时给予鼓励，设法减轻患者的不适症状，积极支持和维护患者的心态，既不要揭穿他们的防卫，也不要对他们撒谎，要了解他们对自己病情的认知程度，理解他们的心情，耐心倾听他们的述说，维持他们适度的希望，因势利导，鼓励他们正确认识和对待疾病，使其逐步面对现实。

（4）对于处于抑郁阶段的临终老人：需要的是有人能陪伴、聊天，护理人员应表示充分理解，尽可能顺从患者的意志和情绪，让患者按照自己的需要去表达，而不要在态度、语言和行为上去干预与非议。在静坐时，用触摸去安抚患者，在做检查或操作时，讲话要简明扼要、清楚、耐心解释，不能欲言又止，以免引起猜疑而影响病情。抑郁期这一阶段在时间上可能持续较久，应密切注意老人的动向，防止老人自杀。其实老人选择自杀，并非单单因为知道实情而绝望，而是有许多其他因素，如担心无人倾听、了解、关心自己，因而产生恐惧、担心、孤独、焦虑等心理，如果能够得到关爱、陪伴，解开疑惑，往往能平静地走完生命旅程。

（5）对于处于接纳阶段的临终老人：患者最大的心理需求是想见自己最亲的人，做出死亡前的嘱托，亲属应时刻陪伴在他们的旁边，及时给予精神上的安慰和寄托，鼓励患者说出最后的心愿，并尽可能满足他们的需求或其他特殊需要。在老人生命的最后时刻，护理人员和亲人可通过静静的陪伴，辅以握手、触摸、拥抱、眼神的凝视等关爱方式，让老人在满足中平静安宁、无痛苦、无遗憾地度过人生的最后阶段。

总之，临终患者的心理极为敏感和复杂，对人格、友谊和尊严倍加珍视，和蔼的笑容、亲切的语言、温柔的抚摸都会赢得老人的信赖，护理者应多给他们一些关爱，满足老人在人世间最后的要求和心愿。

8.4 临终老人的服务沟通

临终老人奄奄一息，沟通吃力，老人的情绪也需要一个出口，需要有人和他们沟通。临终老人对沟通的对象、内容及形式都有着特殊的要求，为此，应选择恰当的沟通策略进行有效的沟通，掌握沟通技巧，尽可能做到"生死两无憾""老人善终"。

8.4.1 沟通的内容

由于临终患者心理的特殊性，与之沟通的内容也与普通患者有所不同，主要包括以下几个方面。

1. 死亡教育

临终患者心理痛苦的根源主要是对死亡的恐惧，因此，死亡教育应贯穿临终护理的全过程。通过"优死"教育，促使临终老人正确认识死亡的本质，帮助他们树立正确的死亡观，完整理解生命、提高生命质量，消除对死亡的恐惧，使老人在临终阶段有尊严、无痛苦、舒适地走完人生的最后旅途。

告知病情是死亡教育的重要内容，对于何时告知、何地告知、谁来告知、怎样告知，要注意以下几点：

（1）什么是谈论病情的最好时机？一般来说，让老人主导会更好些。例如，当老人主动询问病情或隐喻含蓄地表示要交代遗愿或后事时，或病情有变化时，可引导他更多地表达自己内心的所思所感，交谈开始后切勿中断与老人的交谈，也不要岔开话题，而应静静聆听，以关怀接纳的态度，让病人感觉自己被尊重、被了解，以利于他们将埋藏在心底的感觉或想法倾诉出来。

（2）告知病情的地点，应该选择具有隐秘性、不被干扰、病人感觉舒适安全的环境，如四下无人的花园草地或单人病房等。应用心布置四周环境，尽量营造温馨气氛，使得老人在轻松的氛围里畅所欲言，尽情表达内心想法。

（3）告知病情的人需要是临终老人信任与亲近的人。病情告知可分为主动与被动。主动告知通常是医护人员尊重老人的知情权而为之；被动告知则是因为老人询问，医护人员与家属不得不为之。一般情况下，如果由医护人员告知，事先要争得家属的同意或者受家属委托。

（4）告知什么和告知多少必须依照老人个性、具体需要和被告知时的反应，灵活掌握，适当告知。而不是将一堆实情简单地塞给病人，有时老人是想肯定心中的怀疑，确认治疗效果的疑惑，或表达对死亡的害怕，或恐惧被家人遗弃，或担心造成家人负担，或怕自己承受不了痛苦，或担心家人生活等。告知者应仔细聆听病人的提问，针对问题及需要作解答。

2. 生命回顾

一个好的生命回顾，为老人提供可以敞开心扉、表达内心感受的机会。回顾并体验自己的一生，会更加认清自己，坦然面对死亡。通过帮助老人及家属回忆人生、拍短片、制作生命纪念册等方式启发和帮助临终老人做生命的回顾，回忆最值得自豪、最有意义和最想被后人记住的事情，即回忆往昔的事业、亲情、友情、爱情等，并将人生智慧或感悟等精神财富留给自己爱的人。美好的回忆可使临终老人获得心理上的满足，他人的赞赏与肯定，死而无憾；痛苦的回忆会激发出怨恨与怒气，但宣泄以后，又会释然并获得安宁。

临终阶段是人生总结和感悟的宝贵时期。通过对人生的回忆，许多老人会在临终阶段大彻大悟，对成功与失败、金钱与利益都有了更深刻的理解。从而使老人感受到自己生命存在的价值、目的和意义，激发其对生活的热情。

回顾可采用访谈形式依据提纲进行，可根据老人情况进行调整，具体内容包括以下几项：

（1）请回顾您的人生经历，哪部分您记忆最深刻或非常重要？

（2）您有哪些事想让家人了解或记住吗？

（3）您人生中担任过的最重要角色是什么？如家庭、生活、社会、工作等。您取得了哪些成就？最令您自豪的事是什么？

（4）您有什么想要告诉您爱的人？您对您爱的人有什么期望或梦想吗？

（5）您有哪些宝贵的人生经验或人生建议想要告诉您的子女、配偶或其他您关心的人？您对家人有什么需要特殊叮嘱的吗？

（6）您还有什么其他想要记录的吗？

3. 感兴趣的话题

护理人员要善于观察临终老人，发现其兴趣爱好，并有意引导老人交谈感兴趣的话题，使其心情愉悦，忘却内心的痛苦。护理人员要根据患者自身的生理状况、心理感受、习惯、喜好及承受能力，找准时机，选择老人最乐于接受和最需要的话题进行沟通，并根据老人的病情和反应控制好沟通时间。

4. 安排亲属好友会面

老人在临终前，最渴望的就是亲人的陪伴，亲情是临终老人心中最难以割舍的感情。许多临终老人希望能够在家人的陪伴下去世，要积极与临终老人家属沟通，创造会面机会，满足临终老人对亲情的需求。值得信赖的友情也是不可或缺的，选择老人最喜欢和最信赖的朋友参与沟通，会给临终老人提供精神上的支持和情感上的帮助，有助于临终老人诉说自己内心真实的想法，有利于调适和舒缓患者的心理，使其在生命末期感受来自家庭和社会的关爱及支持，进而增强生存意愿，有尊严地度过生命的最后时光。

8.4.2 沟通的原则

1. 尊重

老人尽管处于临终阶段，但个人尊严不应该因生命活力降低而递减，个人权利也不可因身体衰竭而被剥夺，只要未进入昏迷阶段，仍具有思想和感情，护理人员应维护和支持其个人权利，如保留其个人隐私和生活方式，允许其参与医疗护理方案的制订，选择死亡方式等。尊重和关爱临终老人，尊重老人的信仰，在国家法律允许、条件许可的情况下，护理人员应主动提供相应的服务。深入了解老人内心深处的需要，设身处地地从临终患者角度出发，满足其需求和愿望的达成。

2. 理解

因为病痛的折磨及对死亡的恐惧，临终老人的情感会脆弱敏感，心理承受能力差，情绪多变，脾气暴躁，护理人员要理解和善待，遵守职业道德操守，沟通中避免在语言和情感上对临终老人造成伤害。老人进入临终阶段，因年龄、病情及心理个性等不同，会出现不同的状况和变化。护理人员要仔细观察、深入沟通和认真分析，及时给予患者有力的支持和帮助。

3. 真诚

护理人员要真心关爱临终老人，选择临终老人愿意和喜欢接受的沟通方式与方法，真诚对待并建立相互信任的关系，信任可促使老人对内心真实思想、情感和意愿的表达。

8.4.3　沟通策略与技巧

由于临终老人不同于普通老人，心理变化错综复杂，与其沟通的内容及形式都有着特殊的要求，在对他们的关怀护理中需要运用恰当的沟通策略和技巧，最大限度地满足临终老人的需要。

1. 沟通策略

（1）充分准备。提前了解和评估临终老人的文化背景和身心状况，收集相关信息，包括临终老人的受教育程度、宗教信仰、风俗习惯、文化态度、价值观等，综合评估其文化背景。结合老人身心状况设定沟通目标，做好专业知识、心理和沟通能力的准备，提供安静不被打扰的环境。

（2）确认需求。通过有效提问、耐心倾听，及时确认临终老人的真实需求。阐述观点时，语言要通俗易懂、简洁清晰；倾听时，不加入主观意见，接受、肯定和理解他们的真实感受，鼓励和引导患者情绪和需求的表达；沟通有异议时，不要把自己的观点强加给老人，要进行换位思考。由于老人受不同民族和文化背景的影响，产生不同的生活方式、价值观念、人生信仰和死亡态度，护理人员应理解和尊重这种价值观念的差异，理解他们的情绪反应和心理压力，耐心解释。

（3）有效沟通。护理人员应动态了解老人对死亡的认知和态度、独特的表达方式、身心反应和社会文化背景，理解临终老人的行为并根据具体情况开展有效沟通，与临终老人及家属达成共识，共同制订有效的、个体化的临终关怀服务方案。

（4）共同实施。重视临终老人的感受，促使老人更多、更真实地表达自己的想法，调动临终老人积极性，充分尊重和理解老人的特殊感受与情绪反应，发现问题及时沟通，引导老人参与临终关怀支持疗护实施的全过程。

2. 沟通技巧

（1）真诚有爱心。护理人员与老人临终阶段相处时间最长，在沟通交流中要让老人感受到护理人员对他的重视、关爱和尊重。这一阶段是人生中最痛苦、最无助、最绝望的时期，老人在遭受身心的痛苦折磨，护理人员应正确运用同理心和共情，获得临终老人的信赖，建立双方的信任关系，真正给予临终老人有效的帮助和支持。

（2）善于观察和倾听。善于观察，可捕捉患者表情、身体姿态和眼神等非语言表达，包括老人的语气、语速、语调、表情、姿态、动作等非语言行为，增加共情的真实性。

倾听，即积极、主动、全神贯注地聆听临终老人的诉说，并做出积极的反应和适时的沉默。临终老人通过诉说来寻求理解和宣泄内心痛苦时，需要有一位可信赖的并能理解他的人陪伴。接受者的状态，直接影响临终患者诉说内容的深度和广度。倾听不仅能帮助老人减轻心理的压抑和痛苦，而且有利于护理人员理解老人的言语信息，联系老人过去所生活的社会环境，对老人心理做深层次的了解。

（3）有同理心。同理心又叫作共感、同感、移情，是站在当事人的角度和位置上，客观地理解当事人的内心感受，且把这种理解传达给当事人的一种沟通交流方式。同理心就是将心比心，同样时间、地点、事件，将当事人换成自己，也就是设身处地去感受、去体谅他人，进而做到相互理解、关怀和情感上的融洽。在不同场合、不同对象的运用时，又有着特指。

在与临终老人沟通时，要注意，"同理心"不是"同情心"，不要总问为什么，不要说能理解对方的心情，能感同身受，更不需要讲述自己的故事和经历，也不要过于着急的安慰，说着不着边际的话比如"你会好起来的""你要积极一些""这些苦会过去的"，同时也不要急于给对方建议或者赞同和批评老人的观点，而要学会同理老人的情绪，抓住老人的情绪，即有同理心。护理人员应借助自身临终关怀专业知识和实践经验，通过老人的言行和经历，深入体验老人内心世界的情感和思维，即用共情的方式，通过适宜的沟通技巧，将其关心、理解和尊重传递给老人，减轻老人的心理压力。

（4）语言表达的技巧。语言不仅是表达思维、感觉、情感等心理活动的工具，还是人与人之间沟通、理解和互相影响的主要形式。

护理人员在对临终老人进行劝说、引导、解释时，还要有娴熟的专业知识、丰富的词汇和准确适度的表达能力，可以将自己对临终老人的理解充分准确地反馈给老人并得到验证。语言沟通包括口头语言沟通和书面语言沟通两种方式。书面语言沟通是指通过书面文字的形式表达思想、传递信息，是情感交流的互动过程。针对不能说话的临终老人是一种有效的方式。口头语言沟通是与临终老人沟通的主要方式。口头语言沟通要注意以下几点：

1）口头语言，讲究语言表达的准确性、通俗性和简洁性。注意态度中肯、语气温和、亲切委婉、语速缓慢、语调平和、吐字清晰。

2）使用开放式的谈话方式，引导临终老人说出感受，要避免提出闭合性问题。开放性问题如："您最近怎么样？有什么变化吗？"闭合性问题如："您最近是不是觉得好点了？您饭量最近有没有改善"。闭合性问题不能打开话题，而且患者只能沿着你设置的问题回答，有可能冷场。

3）可用角色置换的方法与老人进行交谈，如对老人说："我很理解你，我要是得了癌症肯定心情也不好，也会发脾气的。"

4）在对老人家庭情况不十分了解的情况下，不要贸然问家庭成员的问题，或者可以有技巧的提问，如你发现患者的大儿子经常来看他，但小儿子从来没露过面，很想了解这个问题，就不要问"您小儿子怎么从不来照顾您"。可以问"听说您还有个小儿子，您能说说他吗？"

5）避免争论，要能理解和接受老人的不合理举动。比如，老人觉得饭里被人下了毒，拒绝吃饭。不要说："这不可能，别人怎么可能会给您的饭下毒呢。"可以说"您觉得有人在饭里下毒，那您一定觉得很害怕，不能相信这里的人。"老人这样可能给你讲他的害怕，再根据老人害怕的原因进行劝导。

6）不要用自己的价值观判断别人。比如，老人提到想自杀，错误的反应是："您不应该这么想，怎么能想自杀呢？"这样直接否定一个人的想法更会引起对方的逆反，而是应该这样问："我听到您说有自杀的想法，吓了一跳，您能说说您怎么想的吗？"只有想办法了解根源，才可能更好的帮助老人。

3. 非语言沟通的运用

因为临终老人的特殊性，在沟通过程中，需要注意老人说话时的声调、语速、语气、表情、姿态和动作。在语言信息与非语言信息矛盾时，要能敏感地察觉到患者的真实意思、情绪，察其色，观其颜，以便确认临终老人的真实想法。同时，护理人员也要注意自己的非语言信息表达，控制好自己的面部表情、肢体动作等，更好地运用非语言沟通的技巧。

（1）面部表情。护理人员要善于从临终老人的面部表情中发现他们的心理需求和情感需要，也要让患者从护理人员的面部表情中得到关心、尊重、支持、鼓励和希望。在与临终老人交流时，面部表情应自然亲切、真诚庄重。情绪表达适度，既不能太悲伤，在老人面前哀伤流泪，也不宜太过放松随便，让老人感到对他漠视或没有同情心。关注是用目光、神态等非语言行为综合表达关切的行为方式，关注不仅告诉老人你与他同在，而且使你处在仔细倾听其忧虑、痛苦的位置上。在临终关怀中，关注的技能，根据杰拉德·伊根（Gerard Egan）总结的缩写词 SOLER 来概括。即 S（Squarely）——面对老人；O（Open）——开放姿态；L（Lean）——身体倾向老人；E（Eye）——保持良好的目光接触；R（Relaxed）——轻松自然状态。

眼神是自然的情感流露，能够更真实、深切地体现尊重与关怀的态度，关注往往是与临终老人沟通的重要方式。看向老人时，两眼要注视老人，尽量让自己的眼神与老人的眼神处于同一水平线上，目光柔和，适当环视四周，但不要目光飘忽不定。要有适宜的凝视时间，但凝视过长会给对方造成不适。

（2）身体姿势。与临终老人沟通中，肢体动作等表达出的非语言信息往往比语言在某种程度上更容易让人信服，甚至可以代替语言沟通来传达信息。有些老人既自尊又自卑的心理比较明显，要求被重视、被尊重，除投以关注的目光、微笑的表情外，交流时前倾的身体、温柔的触摸，都可以表示出对老人的尊重和重视，减轻临终老年的不安和焦虑，增加信赖感。

接近临终老人时，可以轻声慢步行至临终老人床旁，在距床头 30 厘米处旁椅上落座，前倾并握住老人的手。握手可以采用双手叠合的方式，力度适当并保持 3 分钟以上，让老人感到护理人员真诚的关爱和亲切的问候。

触摸是一种无声的语言，是与临终老人沟通的一种特殊而有效的方式。触觉的辨别能力比视觉真切，比听觉实在。对临终者，当任何语言已经不再有意义的时候，温暖的触摸却能把护理人员的关心传递给他。轻轻地触摸临终患者的手，常常会使老人感到温暖、舒适和安全，其护理效果有时甚至不亚于语言。

触觉能直接感触老人，通过对触摸者表面温度、软硬度、质感、运动变化及重量等要素的感觉判断，获得相关的信息。可以单手或双手握住老人的手，做一些缓慢的手指运动，也可以做一些轻柔的按摩，或是抚摸老人的面部、肩颈部、手足部等。触觉的沟通可作为与临终患者沟通的一种常规方法。在与临终患者的沟通中，触觉沟通可以单独使用，也可以配合语言使用。

以告知临终老人病情举例：在告知老人病情时，应态度中肯、语气温和、神情自然，坐下来与老人保持大约一手臂的距离，在其身侧约 45°位置，高度比他稍低，使他眼睛可轻微朝下，不至于太疲累。当老人静默时，不要急着找话讲，而应等他做出反应后，再接着下一个话题，一定要步步为营、小心谨慎。在告知过程中，要根据老人的反应适时采用肢体语言，如表情、眼神、姿势及恰当的身体接触等。交流结束后应守候老人，可以给予老人一些独处的空间，但需要限定其独处的时间，以确保老人生命安全。

（3）环境语言。临终关怀病房是人生终点的地方，有条件的应该从环境因素对病人的影响考虑，为临终老人提供一间特殊的病房，从而有利于护理人员对其生活和心理的护理。病房环境应该整洁、安静、阳光充足、空气新鲜、温度与湿度适宜，房间设计和设施布置应该符合临终老人的心理特点和需要，尽可能体现家庭式温馨，营造出充满人情味的文化氛围，使临终老人有住在家里的感觉，以减少恐惧感，增加安全感，对老人室内东西的放置不要作过多的限制，在家具装饰、色彩搭配、味道等方面最大限度地为临终老人创造一个温馨的环境，在这里得到平和、舒适与满足。

1）家具装饰。临终关怀病房除常规的医疗配置外，可以根据需要安置电视、音响、电话、衣柜及桌子等设备及家具，使患者有家的感觉。床头摆放一些素雅的装饰画、工艺品、家庭照片等，尽量摆放老人喜欢的装饰，物品摆放有序，做到简洁明快、协调恰当，让老人在舒适的环境中度过最后时光。

2）色彩搭配。室内色彩柔和，墙壁宜涂成浅绿色，使患者心情开阔、平静；床单宜采用印花图案；摆放一些鲜花和绿色植物。

3）喜欢的味道。对于没有过敏史的患者室内可以摆放花草，让清新自然的气味掩盖消毒水、排泄物的气味，利用嗅觉可以引发本能的、久远的记忆，如对亲人怀念的特点，采用芳香疗法，满足他们最后的心愿。

8.5　与临终老人家属的沟通

随着临终关怀服务的发展，临终关怀服务不仅注重为垂危者提供相关的照护，还非常重视对临终患者家属的心理支持。当临终老人家属得知亲人面临死亡，临终老人的家属往往比患者本人更难以接受死亡的事实，会产生不同程度的心理反应。这些反应常因家属自身的文化程度、性格、价值观、宗教信仰、家庭经济状况、与临终老人的亲密程度，以及老人的病程长短、年龄等不同而有所差异。特别是那些突然患绝症的老人家属，一时难以接受突如其来的打击，失去至亲好友会给他们带来巨大悲伤，还有可能造成严重的疾患，如抑郁，甚至死亡（包括自杀）。因此，在临终老人去世前后对亲属开导、劝慰、沟通，就显得尤为重要。

加强对临终老人家属的关怀和沟通，可帮助其解决心理问题，有效减轻其因接受不了亲人离世带来的痛苦、抑郁，尽可能缩短悲痛期，尽快走出失去亲人的阴影。

8.5.1　家属常见心理问题

1. 烦躁、焦虑

临终患者最常见的心理问题就是烦躁、焦虑，这与临终老人对家属的影响往往成正比，临终老人对家属的影响越大，相互依赖、依恋的情形就越重，家属就越容易产生烦躁、焦虑的情绪。引起这种情绪的因素有很多，如担心老人的病情恶化；担心失去亲人，无法应对以后的生活；在倾尽全力继续治疗或是放弃治疗之间无法抉择；缺乏照顾临终老人的技能和知识；家庭经济负担过重等。烦躁、焦虑的家属会出现心慌、出汗、疲乏、失眠、头痛等症状，经常会有自责、易怒、不能面对现实等表现。

2. 恐惧惊慌

部分家属长期照顾老人，脱离正常生活，照顾临终老人时产生的孤独无助会让家属感到慌乱，对老人即将离世的担忧会让家属惊慌，老人离世后感觉生活无价值会给家属带来恐惧。另外，临终老人对于死亡的恐惧也会传递给家属，特别是家属也有类似疾病的时候，家属会出现失眠、出汗、厌食、不安等症状，会出现逃避或失去控制等行为。

3. 冲动易怒

当老人家属在经历了四处奔波求医，花费大量金钱，但老人的病情却无法控制、不断恶化后，家属的心态处于崩溃边缘，难以承受老人即将临终的事实，最终会引起愤怒的情绪，行为反常，会迁怒医护人员，恶语相向，甚至在冲动之下发生过激的行为。表现为向医护人员提出无理要求，得不到满足后大发脾气，情绪不稳定、暴躁不安。经常抱怨命运不公。在这种情绪下，家属会出现血压升高、血流加速、心慌出汗、神经紧张等生理表现。

4. 悲伤绝望

当医生宣布老人再无治愈希望，不久于人世的时候，家属绝望心理会带来极度的悲伤情绪。尤其是临终老人承担着家庭重要角色，是家属生活、心理的主要支持时家属的绝望心理可想而知。家属表达出对预期丧失的悲伤心情，表现为郁闷、情绪低落、悲观沮丧、自责、无用感、焦虑等状态，甚至会产生幻觉，时常会哭泣、厌食、失眠、疲倦。这种悲伤情绪会从预期老人不能被治愈一直到老人死亡后一年甚至两年，这段时期，家属会经常沉浸在悲伤、自责、负罪中，觉得没能照顾好患者。

8.5.2 与家属沟通的内容

1. 告知病情

老人到了绝症晚期或病情严重危机时，家属迫切需要向医护人员了解病情及相关信息，医护人员应理解患者家属的心情，主动、耐心地介绍患者的病情、治疗措施及预后，让他们清楚老人的病情，帮助家属正确面对和接受老人临近死亡的现实，做好心理准备及各种计划和安排。指导家属处理好此时期与病人的感情关系，对家属的过激言行应给予容忍和谅解。

2. 舒缓情绪

家属在老人患病直至临终的过程中，一方面消耗了大量的体力和精力；另一方面自始至终承受着巨大的心理压力，导致家属产生抑郁、焦虑等情绪，家属的情绪状态又会对临终老人的心理造成影响。因此，临终服务沟通不仅针对临终老人，还包括与临终老人家属的沟通。当家属常因担忧、害怕老人病情恶化而表现出急躁、不理性时，护理人员应注意舒缓家属情绪，沉着冷静、耐心细致地做好解释，随时向家属汇报老人的病情，同时表达护理人员的重视和关心，取得老人家属的信任。

3. 死亡教育

面对亲人即将去世，家属常感觉无力、无助，不想也不敢面对，此时应对临终老人家属进行死亡教育，帮助家属正确认识疾病、正确理解死亡的价值和意义，改变家属对死亡的消极认知，使其认识到死亡是人生命的客观规律，逐步接受亲人即将死亡或已死亡的事实，顺利度过居丧期。

4. 协助准备后事

家属在得知老人即将离世之时，会感到很茫然、不知所措，但有关后事的安排还要进行。此时，护理人员应给予积极支持和指导，协助家属了解亲人去世后相关事宜和有关的资源，做好相应的准备。应提醒家属通知亲属和朋友们及时看望临终老人，不要给老人和亲朋好友留下遗憾；指导家属准备寿衣等办理丧事的相关物品，协助办理办好追悼会或遗体告别仪式，并为家属提供相关社会支持机构的有关信息。

5. 安排临终告别

准备安静舒适的环境，方便家属与濒死阶段老人做最后告别。鼓励家属在老人最后阶段表达对老人的爱、感谢、道歉等情感，感恩老人为家庭辛劳的付出及对子女无私的养育，鼓起勇气说出我爱你、谢谢你、对不起，给予临终老人最温暖的道别，让临终老人安宁、幸福地走完自己的人生，也让家属不留遗憾。

6. 居丧期哀伤辅导

为临终老人家属提供情绪支持和辅导服务，在老人离世前至去世后，一直关心留意家属的心理情绪变化，帮助家属度过哀伤期，使其尽早适应新生活。

8.5.3　家属沟通策略与技巧

失去亲人是人生最大的悲哀之一。早期的适当干预能帮助家庭成员顺利度过哀伤期，通过有效的沟通策略和技巧，可以引导家属正确面对现实、正视痛苦，缓解压力，找到新的生活目标。

1. 引导家属正确面对现实

身患绝症是否继续治疗，是一个涉及情感、伦理、家庭负担等多重因素的社会问题。

很多时候临终老人希望了解自己的病情，但家属往往极力反对，唯恐病人知情后情绪和生存意志受到影响，让病人蒙在鼓里继续积极寻求可能治愈的方法，因而在不必要的监测及无效治疗上浪费体力、时间和金钱。其实很多癌症晚期的临终老人已经没有必要再实施复杂的综合治疗了，但有很多家属不愿意放弃治疗，很多恶性肿瘤晚期患者在接受治疗时，不管是躯体还是心理上，都忍受着很大的折磨，但实际上这种抢救是"无效的"。对于这类没有希望的临终老人，付出巨大的人力、物力、财力，最后的结果并不能如人意。在这种情况下，应引导老人家属正确面对现实，无论是无视亲人的身心煎熬、不惜一切代价延长生命的长度，还是放弃没必要的治疗，让老人精神饱满、心情平和、安享最后的人生。

其实，大部分临终老人迟早都会从别人的态度和自己身体的征兆中感到死亡的临近。如果家属和医务人员都不肯对他直言，他只好保持缄默，孤寂、无助地独自承受内心的痛苦。

引导时要有耐心，鼓励其换位思考，尊重老人的意愿，人有权利要求活得有尊严，同样也有权利要求死得有尊严，在生命长度与质量的抉择之间，无论老人最后做出何种选择，都应该得到理解和尊重。怎样减轻他们的痛苦，让他们安静地、没有痛苦地离开这个世界，才是家属应该思考的问题。但是在与家属沟通时，应当尊重家属的意愿。当发觉家属还未做好准备或仍以诸多担心为理由加以防范时，不能操之过急，强迫家属面对这些问题。

【案例 8.1】 老李在一次体检中查出身患肺癌晚期，老李很冷静，在详细咨询了医生并得知不能手术，即使化疗结果也不会好，而且化疗的过程反应大，会非常痛苦，他把自己关在房间里整整一天。

当天晚上，老李当着儿女的面宣布了自己的决定：拒绝化疗。他的老伴张阿姨并没有表现得过度伤心，她只是借着去厨房，躲在角落偷偷地抹了会儿眼泪。老李是退休干部，张阿姨是退休教师，一儿一女都已成家，工作稳定，经济方面完全不用考虑，但是他坚持不治疗。他说治疗也不会痊愈，不过是延长几个月的生命，却要忍受无尽的痛苦。他不愿把自己最后的人生放在医院里，在所剩不多的时日里，他希望过自己想要的生活。但儿女们强烈反对："不能放弃治疗，我们又不是没钱，一定要治！"

张阿姨抽泣着说："让我们回老家吧，你们爸爸一直想回去。"老李看着两个孩子，重重地点了点头，眼角闪着泪花。儿子和女儿看父母态度坚决，最后同意了。儿女们就把老两口送回了农村老宅。

老两口在院子里养了几只鸡、种了喜欢的蔬菜，平时老李就在院子里浇浇水、拔拔草、喂喂鸡，呼吸着新鲜的空气，吃着自己种的蔬菜，傍晚的时候会去邻居家串串门，见见儿时的伙伴，喝喝茶、聊聊天，有时候在李阿姨的陪伴下在村子里随意走走。

日子就这样过去了，三个月后，老李出现了疼痛。刚开始还能忍着，后来，疼得晚上都无法入睡，儿子到医院给父亲开了镇痛药，疼痛控制得很好，但药量慢慢增加，老李也越来越瘦，不过他的精神很好。

又过了两个月，老李的病情加重了，胸闷、呼吸困难，儿女劝他住院，但老李拒绝了。他说："人活一辈子，总要走的，不要再增加无畏的痛苦了。"老伴只是在一旁默默地照顾着他，帮他翻身擦背，偶尔一起翻看过去的照片，或者读书给他听。不久，老李在自家的床上平静地离开了人世。李阿姨劝导儿女："不要哭，你们的爸爸虽然走了，但是再也没有病痛折磨他了。"

分析：家人的理解和关爱，可以安抚临终老人内心的恐惧，是对其心灵痛楚的抚慰，是人生最可靠、最坚实的根基。

2. 缓解临终老人家属的压力

临终老人家属在即将失去亲人和失去亲人后的痛苦折磨，以及由此带来的健康问题越来越受到人们的重视。当临终老人家属陷入抑郁、焦虑等情绪时，应保持和提升家属的信心，积极解释临终老人生理、心理变化的原因，向其家属提供必要的信息，可以鼓励患者家属参与临终老人的照护过程，为家属提供与患者单独相处的时间和环境，如设立临终单间等，耐心示范相关护理技术，加强舒适照顾的知识与技巧，增加家属和老人的沟通。以上做法不仅可使临终老人得到心理满足，还可使家属在护理过程中心理得到慰藉，减轻临终老人家属在照顾患者时的无助、焦虑感，以及在老人死亡后的遗憾心理。同时，降低家属在失去亲人之后的痛苦程度。通过与临终老人家属的有效沟通，得到肯定和信赖，提高临终老人家属对护理工作的满意度，建立和谐护患关系。

针对家属本身，还可采取以下支持措施，协助家属处理负面情绪和行为，改善其负性心理状态：

（1）增加与家属的交流沟通，使家属了解疾病的发展和死亡过程，以及期间老人可能出现的症状和医护人员能够采取的干预措施，让家属做好心理准备，不至于因突发状况产生巨大的心理打击。护理人员在与临终老人家属沟通交流的过程中，要注意尽量缓解他们的心理压力、减少他们的心理创伤。

（2）护理人员要置身于家属所处位置，有效运用语言、语气语调、面部表情、身体姿态等信息表达方式给予理解、支持和安慰，让临终老人家属感受到对他们的尊重、理解、关爱、支持和帮助。

（3）护理人员要积极与家属沟通，建立良好的关系，取得家属的信任。鼓励家属将内心的痛苦和真实的想法说出来，在与家属会谈时，提供安静、私密的环境，耐心倾听，鼓励家属说出内心的感受和遇到的困难，关心家属当前身体状况、家庭经济情况、对病人病情的了解情况、心理反应等，对家属的心理反应表示理解、同情并提供帮助。必要时，可以提供适当的场所，给予情感表达和不良情绪宣泄的机会，让其发泄心中的悲伤和情绪并给以安抚，顺利渡过这个特殊的时期。

（4）因丧失亲人而产生心虚及罪恶感是难免的，有的家属常常自责对死者照顾不周、未尽到责任。护理人员应该通过具体的问题，协助他们将自责和内疚表达出来，帮助他们排除因悲伤而产生的非理性的、不符合现实的认识和想法。

（5）对家属多关心体贴，及时识别和尽量满足家属的合理要求。老人临终阶段，家属会抑制自身的身心需求，护理人员要运用专业知识与家属沟通，让家属重新认识到自身的需求，并尽可能提供帮助，协助安排解决陪伴期间的实际生活困难，增加患者及家属的心理舒适感，使其缓解身心痛苦并平稳度过悲伤期。

3. 协助维持家庭完整性

帮助家属正视现实，珍惜临终老人有限的时光，尽可能多的时间守候陪伴在临终老人的身边，顺应老人的心愿，达成最后的需求。协助家属安排日常的家庭活动，如与患者共同进餐、读报、看电视、下棋等，增进患者及家属的心理调适，保持家庭的完整性。家人给予的亲情支持，是任何感情所不能替代的，家属的陪伴、安抚和静坐，都会让患者感受到来自家人的关爱及支持，没有被遗弃的孤独感。认真聆听临终老人及家属的想法、需求和愿望，与家属进行深层次的沟通、交流，分享感觉、判断和建议，共同决策护理服务计划，提高服务满意度。

【案例 8.2】 有一位老人，因爱喝酒，并且不懂得节制，晚年患了肝癌。根据医生的交代，他不能再喝酒。家人因此严加看管，不准他喝酒。在他气息奄奄之时，按农村人的规矩，找个座椅放在堂屋中间，让他唯一的养女扶着他落气（停止呼吸）。由于这位老人患病时间长，加之年事已高，头发又长，牙齿早已脱落，两眼与两颊凹陷，脸上骨骼已呈现骷髅形状。这位气息奄奄的老人两眼紧闭，不能说话的嘴微微张着。然而，就是这样一位极度虚弱的老人，三天三夜没有咽气。他那游丝般的气息，让人看了叹息不已。究竟是什么未了的心愿让他一直坚持着呢？

出主意的人不少，就是没有一样对点（能满足临终者心愿）的。外孙喊他，他也像一潭死水一样，纹丝不动；端上熬好的骨头汤及蒸好的鸡蛋羹，用调羹喂他，他没有丝毫反应；用筷子蘸蜂蜜放进他的嘴里，他也没有丝毫回应……

在大家一筹莫展之时，来了位年长的亲戚。这位亲戚郑重其事地对老人的家人说："他发病之前，最爱的是酒。病后，两三年都没让他喝酒了，可能他临走前就想喝酒。不信你们找点酒来试试！"结果，当家里人用调羹和了点酒喂进他的嘴里时，奇迹出现了：他的嘴巴不停地蠕动，一边美滋滋地品着，一边奋力地睁了一下眼睛，露出了难以觉察的微笑。这之后，不到一分钟的时间，老人咽下了最后一口气。

分析： 无论男女老少，在生命最终时刻都会有一些特殊的要求和愿望，或许合理或许无理，或许物质或许精神，未了的心愿，让临终者的精神出现不可思议的奇迹，作为亲属应当悉心地询问、尽力地揣摩、努力地满足，相信这是对临终者最后也是最好的礼物。

（案例选自《临终关怀指导手册》李惠玲主编 苏州大学出版 2014）

4. 鼓励家属重新面对生活

鼓励和帮助家属以积极的态度去面对现实、面对生活。

（1）陪伴和倾听。对于亲人的死亡，家属最初的反应多为麻木和不知所措，此时最好的方法是陪伴、抚慰和认真地聆听。此时，家属更需要的是一个好的听众而不是一个说教者。护理人员在倾听的时候可以紧握着他们的手，让其毫无保留地宣泄内心的痛苦，当家属抑制不住哭泣的时候，应该协助其自由痛快地哭出来，此时的哭泣不是懦弱或束手无策的表现，而是一种很好的疏解内心忧伤情绪的方法。

（2）鼓励家庭成员相互安慰。要通过观察发现家庭中的"坚强者"以及最需要帮助的家属，鼓励他们相互安慰，给予那些极度哀痛者以安慰和支持。对死者亲属要进行追踪式服务和照护，鼓励亲属之间相互安慰、相互照顾，这有助于尽快消除悲伤，顺利度过居丧期。

（3）鼓励参加各种社会活动。鼓励临终老人家属参加各种社会活动，因为活动本身就是治疗。通过与亲友或同事一起看电影、听音乐、聚餐、聊天等，抒发内心的忧闷。协助培养新的兴趣、建立新的人际关系、重新建立新的生活方式，协助家属对去世老人做出感情撤离，形成新的人际关系，并在新的人际关系中得到慰藉和欢乐，尽早从悲伤中解脱出来。

在与临终老人家属沟通过程中还应注意其在文化程度、宗教信仰、性格特征、兴趣爱好、悲伤程度、悲伤时间及社会风俗等方面的个体差异。要根据家属的不同特点和情况采用差异化的沟通策略，鼓励、安抚家属，帮助其解决生理、心理和社会等各方面的问题，协助家属处理好老人离世前后各种事情，减轻其痛苦、抑郁、焦躁等消极情绪，尽快走出失去亲人的阴影。

拓展阅读

1. 中外名人对死亡认识的名言

在面对死亡这件事情上，每个人都是公平的，这是必然要降临在每个人身上的事情，所以，要正视死亡。下面是关于死亡的名人名言，希望这些名言警句能够帮助大家明白死亡的意义。

（1）能把自己生命的终点和起点连接起来的人是最幸福的人。——歌德［德国］

（2）一个老年人的死亡，等于倾倒了一座博物馆。——高尔基［苏联］

（3）当我活着时，我要作生命的主宰，而不作它的奴隶。——惠特曼［美国］

（4）人固有一死，或重于泰山，或轻于鸿毛。——司马迁［西汉］

（5）生当作人杰，死亦为鬼雄。——［宋］李清照

（6）但忧死无闻，功不挂青史。——［宋］陆游

（7）宁以义死，不苟幸生。——［宋］欧阳修

（8）人生自古谁无死，留取丹心照汗青。——［宋］文天祥

（9）生得其名，死得其所。——［明］罗贯中

（10）死者倘不埋在活人的心中，那就真真地死掉了。——鲁迅

（11）自己活着，就是为了使别人过得更美好。——雷锋

2. 临终关怀中的五感辅助治疗法

钱钟书先生在《通感》中指出："在日常经验里，视觉、听觉、触觉、嗅觉、味觉往往可以彼此打通或交通，眼、耳、舌、鼻、身各个官能的领域可以不分界限"。

现代心理学进一步证明，人的感觉器官受到刺激以后，会引起或诱发其他感觉系统的反应，在生理心理学上被称为伴随性感觉反应，伴随性感觉在心理学上称为通感。

临终老人的各个感官逐渐衰退，但其对色彩、声音、气味、触觉等的需求反而会更加强烈。通感反应对于照护者而言是一种提醒，促使其尽可能地做好五感护理，让感觉的互通满足病人全方位的需求，以达到优死的境界。五感包括视觉、听觉、嗅觉、味觉和触觉，通过对临终老人给予各种感官刺激而引起生理和心理上的调整，使老人身心恢复协调，消除忧郁、焦虑、愤怒等情绪和疲惫感，继而获得一种身体、心灵都很舒畅的感觉。

（1）色彩疗法。色彩是一种视觉信息。它刺激人的视网膜感光系统，传入神经到达大脑中枢进行复杂的分析、综合后产生感觉和知觉，再通过神经——内分泌而影响人体的血液、消化及情绪等。

心理学家认为，人的第一感觉就是视觉，而对视觉影响最大的则是色彩。有选择地布置临终老人周围的环境、改变病人的穿着、赠送温馨的礼物，一起拒绝黑白灰，让奇妙的色彩渗透至临终病人生活的方方面面。

（2）嗅觉之美。嗅觉是一个非常敏锐的存在，当嗅觉发生时我们会不自觉地闭起眼睛，慢慢地、简单地用嗅觉去感觉气味。有时候嗅觉引发的是人类非常本能的、非常久远的记忆，对自己最为亲近的人，譬如对母亲的许多怀念，这种嗅觉的记忆使我们即使走到天涯海角，都能有一种安定下来的力量。

对于临终老人而言，可以通过芳香治疗，借助嗅觉中介，一起唤起临终病人貌似遗忘而非完全消失的那种深层的记忆，使临终病人在现实的香氛中带着美好的回忆告别人世就显得特别珍贵。

（3）抚触疗法。《人生终站的陪伴》一书明确表示，用双手对临终病人的肌肤进行科学的、有规则的、有秩序的传递温馨的爱抚，可提高临终病人的大脑神经功能；人体皮肤释放出的特殊化学物质，也有助于提高病人的食欲。临终病人受到抚摸后，会下意识地激发体内免疫系统；同时，抚摸可促进大脑分泌天然的吗啡肽及内腓素物质，通过传导系统到达身体各部位，能起到良好的止痛及兴奋效应。因此，通过接触和抚摸临终病人，可使其疼痛和焦虑激素水平下降，从而减轻焦虑和恐惧，使情绪趋于安宁，且能产生轻微的止痛疗效。

对临终老人抚触可由专业医护人员进行，也鼓励家属的积极参与，临终老人透过肢体的抚触，往往感觉到被爱、被支持，这对临终老人的身心疗愈有非常重要的意义与价值。

（4）音乐疗法。在濒临死亡时，各种感觉都渐渐衰退，听觉却留至最后，因此，在老人弥留之际，不要哀伤痛哭，应该轻握他的手或轻抚他的脸，在其耳畔喃喃低语，祝福他"一路走好"，不要把悲伤留给逝者，要让他在幸福温馨的氛围中走向另一个世界。

音乐疗法也属于听觉护理，通过音乐帮助垂危病人减轻痛苦，适用于临终护理。其作用有：让身体放轻松，纾解压力；敲开封闭的心灵，纾解忧郁苦闷的心情；刺激脑部，活化脑细胞，诱发其对过去的回忆。

（摘自《临终关怀指导手册》李惠玲主编 苏州大学出版 2014）

本章小结

本章主要学习了临终关怀中的服务沟通技巧，主要包括临终关怀概述、死亡教育、与临终老年人及其家属沟通的策略和技巧等内容。通过学习，要学会在面对临终老年人时能正确认识死亡，理解临终关怀的作用、意义，会分析临终老人和家属的心理状态，运用各种沟通策略和技巧，尽可能地为临终老人及其家属提供支持，帮助临终老年人了却愿望、有尊严地离去，帮助家属尽快走出哀伤。重点是掌握与临终老人及家属沟通的策略和技巧。

情境回放

1. 分析临终老人及家属心理

临终老人常见的心理问题：恐惧、焦虑、情绪无常、孤独；老人家属常见的心理问题烦躁焦虑、恐惧惊慌、冲动易怒、悲伤绝望。

2. 与老人沟通原则

尊重、理解、真诚。

3. 与崔奶奶及家属的沟通技巧

（1）找到合适的时间和安静的环境，做通家属工作。

（2）与家属一起做以下工作：

1）充分准备，提前了解和评估临终老人的文化背景和身心状况；

2）确认需求，通过有效提问、耐心倾听，及时确认临终老人的真实需求；

3）护理人员要重视临终老人的感受，促使老人更多、更真实地表达自己的想法，调动临终老人积极性，开展有效沟通；

4）与临终老人及家属达成共识，共同制订有效的、个体化临终关怀服务方案。

"课岗证赛" 融通实训

实训名称	与临终老人交流		实训学时	2
实训方法	角色扮演、情境模拟			
实训条件	基础护理实训室			
实训目标	1. 具有生命关怀的理念，尊重老年人，尊重生命 2. 能理解临终老年人的心理状态，掌握与临终老年人及其家属沟通的策略			
实训情境	曾奶奶是一位癌症晚期老人，身体的不适和对死亡的恐惧使她感到焦虑、烦躁，她的女儿在一旁陪护，但是也没有好办法劝解，自己也陪着母亲哭泣。护理员小肖准备与曾奶奶和她的女儿分别谈心，减轻临终老人及其家属的痛苦			
实训指导	由 3 名同学分别扮演曾奶奶、曾奶奶女儿、护理员小肖，要抓住人物特点，设计对话，注意语言和非语言沟通技巧的运用			
实训形式	团队任务	团队成员		得分
阶段任务内容（50 分）		阶段任务要求、完成情况		
收到任务，分析任务（5 分）		收到任务后，组成小组，并分析任务内容		
形成小组，明确分工（5 分）		根据任务情境，分担模拟角色，分工明确		
对话模拟（20 分）		根据对话现场表现从语言、非语言表达能力、综合业务素质等角度进行评价		
心得体会（5 分）		能够较好地对活动进行总结，并认识到专业沟通能力的重要性，在初次与服务对象的沟通中建立良好的第一印象		
考核评价	自我评价（5 分）	1. 能认真参与活动，积极准备对话内容； 2. 能够正确认识专业及未来的工作岗位及未来服务对象； 3. 能够学会合作与分享； 4. 能够把握人物特点，分角色高质量完成沟通任务		
	同学评价（5 分）			
	教师评价（5 分）			
总得分：				

 课后练习题

1. 简答题

（1）什么是临终关怀？

（2）如何正确认识死亡？死亡教育的意义是什么？

（3）临终老年心理经历的五个阶段是什么？针对不同心理阶段应该如何应对？

（4）临终关怀的内容有哪些？

（5）与临终老人沟通的原则是什么？

（6）与临终老人沟通策略和技巧有哪些？

（7）如何与临终老人家属沟通？

2. 案例分析题

吴爷爷是一位尿毒症晚期患者，全身水肿明显、夜间呼吸困难，很痛苦。老伴又在三个月前去世了，现在吴爷爷每天过得很痛苦，有抑郁倾向，甚至向护理员小郑，透露出想自杀的想法。他经常说："我现在活得太遭罪了，还不如早点死了算了！"

任务：

（1）如果你是护理员小郑，你应该如何与吴爷爷沟通？

（2）请设计一组关于吴爷爷和护理员小郑的对话。

参 考 文 献

[1] 李惠玲. 临终关怀指导手册［M］. 苏州：苏州大学出版社，2014.

[2] 施永兴，罗维. 老年人安宁疗护［M］. 上海：上海科学普及出版社，2017.

[3] 史宝欣. 生命关怀：生命的尊严与临终护理［M］. 四川：重庆出版社，2007.

[4] 邸淑珍. 临终关怀护理学［M］. 北京：中国中医药出版社，2017.

[5] 宋岳涛，刘运湖. 临终关怀与舒缓治疗［M］. 北京：中国协和医科大学出版社，2014.

[6] 李小寒. 护理中的人际沟通［M］. 上海：上海科学技术出版社，2010.

[7] 王建民，谈玲芳. 老年服务沟通实务［M］. 北京：中国人民大学出版社，2015.

[8] 刘惠军. 医学人文素质与医患沟通技能教程［M］. 北京：北京大学医学出版社，2011.

[9] 吴华，张韧韧. 老年社会工作［M］. 北京：北京大学出版社，2011.

[10] 邬沧萍，姜向群. 老年学概论［M］. 2版. 北京：中国人民大学出版社，2006.

[11] 姚慧. 全方位养老照护指南［M］. 宁波：宁波出版社，2011.

[12] 赵学慧. 老年社会工作理论与实务［M］. 北京：北京大学出版社，2013

[13] 顾炜. 多元文化与护理［M］. 北京：人民卫生出版社，2010.

[14] 谢培豪，卢柳霞. 实用老年沟通技能［M］. 北京：科学出版社，2017.

[15] 刘文清. 老年服务沟通技巧［M］. 北京：机械工业出版社出版，2017.

[16] 倪红刚，彭琼，贾悠利. 老年人沟通技巧［M］. 北京：北京师范大学出版社，2015.

[17] 安吉拉·N·布尔达. 健康老年人的沟通与吞咽变化［M］. 上海：上海交通大学出版社，2021.

[18] 林允照. 高龄人群的情感交互对话策略［M］. 杭州：浙江工商大学出版社，2020.

[19] 王丽. 老年人沟通技巧［M］. 北京：海洋出版社，2017.

[20] 秦汝芳，宋久生. 人际沟通与社交礼仪［M］. 天津：南开大学出版社，2016.

[21] 杨英. 管理沟通［M］. 北京：北京大学出版社，2020.

[22] 苏勇. 管理沟通［M］. 2版. 上海：复旦大学出版社，2021.